生命樹

Health is the greatest gift, contentment the greatest wealth.
~Gautama Buddha

健康是最大的利益，知足是最好的財富。 ——佛陀

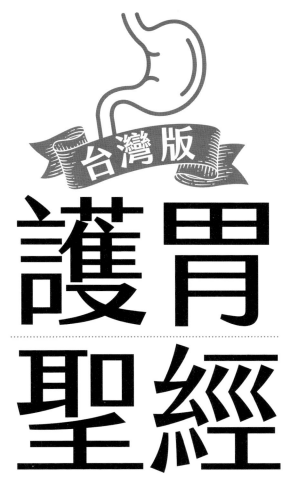

護胃聖經

台灣版

必知低酸飲食訣竅 × 176道在地食譜
營養師李婉萍告訴你如何用4週食療護胃

李婉萍──著　鄭碧君──採訪整理

希望這本書對廣大飽受胃部困擾的朋友有所幫助，尤其現在胃病已經跟年齡無關。也提醒大家，有時候要饒了自己，不要跟自己過不去，因為這樣不僅折騰了自己，也讓胃不舒服。

飲食無法完全治癒胃病，而是要心。

用正確的飲食方法，達到護胃和健康

陳炳誠醫師

台南胃腸肝膽科成美診所院長・台南市醫師公會理事

　　你今天胃食道逆流了嗎？生活的快節奏和壓力，讓許多人都長期感受到胸悶、泛酸、腹痛、咳嗽、咽喉痛、口臭以及呼吸困難等等問題，而其中很多都和胃食道逆流有關係。根據資料顯示，台灣人平均每 4 個人，就有 1 人有胃食道逆流的問題，而且還呈現逐年增加的趨勢。胃食道逆流儼然已成為台灣新文明病。

　　臨床門診時，因為胃食道逆流而求醫的人真的是絡繹不絕。台語的「溢赤酸」、「火燒心」、「胃懵懵」以及「胸坎實實」等等，也是許多長輩們常常掛在嘴邊形容胃食道逆流的形容詞，可見這個問題從古至今一直存在。

　　但是要根除胃食道逆流這個問題，良好飲食和生活習慣才是首要任務。藥食同源，一直是東方世界的醫學哲理，套用在今天，依舊非常實用。要如何在飲食上改善胃食道逆流的問題，很多知名的國外專家都

探討過，例如美國外科醫學院院士強納森・亞維（Jonathan Aviv, MD, FACS）出版的《低酸・食療・護胃聖經》。飲食是日常生活的一部分，要能長期維持才能達到效果，要想長期，就要合於在地的風俗民情，取材要能在地化。營養師李婉萍透過豐富的臨床經驗，和許多實證醫學的研究資料，以及參考台灣本地的真實狀況，為我們寫下這本新書《護胃聖經台灣版》，恰恰能為大家解決這個問題。

本書分為三部分：

PART1 酸害正在危害你的身體

透過簡明輕鬆的筆法，作者讓我們了解基本的消化系統運作，胃酸如何幫助消化，卻又因為胃酸過多造成人體的許多傷害。把常見的胃功能障礙問題做了基本的介紹，讓我們可以輕易地了解，大家的胃部是否處在良好的狀態，或者已經是胃酸過多、發炎及功能障礙等等。在我們得知有胃食道逆流時，可以從文中知道，現在醫學有哪些檢查，又如何治療。也告訴我們，應該避免哪些 NG 行為，來阻止這些狀況的惡化。文章也有介紹許多方法，例如嚼口香糖、減重及練習腹式呼吸等等，很實用又簡單的方式，讓我們減輕胃食道逆流的症狀，可以放鬆心情，促進腸胃道健康。

PART2 低酸・食療・護胃飲食機制

李婉萍營養師在此章節先把六大類食物深入淺出地向讀者做介紹，

並提出低酸食療的首選，是富含纖維質的食物。在過去的研究裡，就有發現以植物為基礎的地中海飲食法，可以改善胃食道逆流，有些甚至比藥物治療更為有效。書中還分析了水溶性和非水溶性膳食纖維的差異，讓我們更容易了解自己適合哪種膳食纖維。臨床經驗豐富的作者還細心地提醒大家，纖維素要多元攝取，也必須適當補充水分，更重要的是不可以突然間大量攝食，否則會產生反效果，出現脹氣問題。

很多有運動習慣的朋友也有腸胃問題，那麼要怎麼補充蛋白質？大家一定很關心。書中為大家解決這個問題，而且還教我們如何計算、該補充多少份量。如果有胃食道逆流的人，植物性蛋白會是首選。若是要吃動物性蛋白，就要盡量選擇去皮的低脂肉品。烹調時少用油，也勿長時間加熱。

醣類的食物幾乎處處可見，白米飯、饅頭、含糖飲料、麵條及汽水等等。營養師提醒大家，臨床研究發現，低醣加高纖的飲食可以改善胃食道逆流，也可以降低食道癌的風險。因此把精緻類澱粉改全穀類食品，汽水改無糖飲料等等，就會改善這些問題。當然飲食習慣還是要均衡及適量。本節還提出護胃 7 大必知的習慣，簡單容易明白，可以改善腸胃問題。

PART3 四週「排除·修復·保養」低酸食譜

在這個章節，婉萍營養師為我們精心設計出符合我們的護胃餐點。她將護胃食譜定一個計劃，分為第一週排除期、第二週修復期、第三週

和第四週是保養期，讓我們很輕易地去遵循，就可以達到護胃的成果。書籍裡面的內容，食材很豐富，而且市場都容易取得，這些餐點不僅可以護胃，看起來也非常美味可口。食譜裡的紅燒蝦仁豆腐、銀魚蒸蛋、野菇雞肉炊飯及低糖蓮子銀耳湯等等都好吸引人，讓我很想品嘗一下。

　　這是一本好書，介紹了許多新穎的知識和概念，而且還提供一個實際的方法讓我們可以去執行，達到護胃的效果。如果你有胃腸問題，我很推薦看這本書，實用而且好用。祝福所有讀者，都能因為有正確的飲食方法，達到護胃和健康。

你吃什麼，就像什麼

一休
健康瘦身達人・一休陪你一起愛瘦身

　　從小，我的腸胃就不太好。阿嬤說，出生時我只要喝牛奶就「落賽」，所以我小時候無法喝牛奶，都喝米麩長大。慢慢長大後，發現自己很容易脹氣、打嗝、放屁，慢慢才懂得，原來這叫腸胃不好。

　　所謂「腸胃不好」，腸與胃會連在一起說，表示這兩個器官是一體性的。如果再深究一點，會知道食物經過食道，第一個就是先進到胃裡消化，等胃消化完的食物才會進到小腸、大腸。

　　胃可以想像是身體內部的磨豆機，負責把吃進去的食物先做第一關的分解，好讓營養可以再到小腸、大腸，進而讓營養被身體吸收，而不需要或消化不掉的，則會隨著排便排出。

　　如果腸胃功能很好的，基本上就是會很順利的進行以上的流程。

　　但如果腸胃功能不好的呢？

　　也就是第一關，胃的消化功能就不好，那就可以想像是那個磨豆機

的刀頭不利了。刀頭不利，食物就無法磨得很細，而無法磨細的食物，要嘛就是要花更久的時間消化，再不然就是消化不完整就排出。

以上的素人白話敘述，是我花了好多年的不舒服才學習到的。

原來胃是這麼重要的功能！

當然再上一步，就是從咀嚼開始。

再上一步，就是從挑選食物開始。

人體器官像是肌肉、骨骼、眼睛、嘴巴、皮膚，狀態好不好，可以用肉眼觀察出來。所以這也是醫美盛行的關係，因為看得到，得到的改善也很明顯。

但內臟器官平常是看不見的。雖然看不見，卻超級重要，因為吃進什麼，跟身體的健康息息相關。

我一直記得一句話：「你吃什麼，就像什麼。」如果你吃的食物是健康的，那麼你就會健康。

反之，如果你吃「一堆垃圾食物」，又怎麼能期望會健康？

胃不舒服，很大原因就先跟吃的食物有關係。而這種腸胃不舒服，不但影響健康，更是大大影響生活品質。

婉萍營養師寫下的這本《護胃聖經台灣版》，很清楚地用很專業的方式讓我們暸解，不同食物對腸胃的影響，並且還教導如何食用「低酸食物」來「養胃護胃」，並且還附上「4 週的護胃食療計畫」。

「你吃什麼，就像什麼。」想要腸胃健康，那就要吃對腸胃好的食物。這本護胃聖經對於想改善腸胃的我很有收穫，也推薦給大家。

目錄

溫柔照護身心，感受植物的療癒力量

該如何安全使用精油幫助消化？

全球 10 億人有胃食道逆流，
卻有七成患病而不自知……

　　四十多歲的張先生經常感覺胸口疼痛灼熱，晚上睡覺時還會因為咳嗽而難以入眠，且最近越來越嚴重。擔心自己可能患有心臟方面的疾病，他決定到醫院就診，未料照了胸部 X 光片後，醫師表示一切正常。這下可讓他更煩惱了，「到底是哪裡出問題呀，會不會片子錯了？」

　　在醫師建議下，張先生被轉介到胃腸專科。經問診後，發現他由於平日工作忙碌，早午晚餐大多外食，且經常選擇便利的加工食品或微波料理；為了幫助提神，每天也都會喝上兩三杯咖啡。透過上消化道內視鏡檢查（又稱胃鏡檢查）後，確診張先生的食道下端有逆流性食道炎的情形。

每四到五人就有一人受它所擾，但多數均未就醫

　　事實上，像張先生這樣深受胃食道逆流疾病所苦的人並不少，而

且程度可能還更嚴重。像是數年前一名年輕員警自戕輕生，現場留有的一封遺書提到自己因胃部疾病開過兩次刀，最後受不了胃食道逆流纏身而厭世。儘管此疾病程度有輕重之別，但只要患者能充分配合醫師做治療，同時改變不良的生活和飲食習慣，都可以收到顯著的效果。

胃食道逆流是十分常見的消化道疾病，但它對現代人到底造成多大的影響呢？我們不妨從幾個數據來看看：

1. 根據聯合國《2017 年世界人口前景修訂版（World Population Prospects 2017）》資料顯示，估計全球患有胃食道逆流症的人數約為 10.3 億。

2. 一篇 2019 年刊載於波士頓環球報（The Boston Globe）的報導提到，有超過 7500 萬美國人深受此病影響。根據美國約 3.28 億人口計算，等於五個人當中就有一人患有胃食道逆流。

3. 美國國家糖尿病及消化和腎臟疾病中心（NIDDK）的數據，表示有 20% 的美國人深受影響；而這也跟一份流行病學統計的結果相符：西方國家約有 1/5 的成年人罹患此病。

4. 至於台灣的盛行率也呈現連年增長的趨勢，從 2001 年的 6.6%，到目前依臨床估計應已達 25% 左右。

由世界胃腸病學組織發起的「世界消化健康日」（World Digestive Health Day）於 2015 年時，便以分析胃灼熱的防治為主題，當中亦提到儘管不同地區報告的患病率存在顯著差異，但全球胃食道逆流的罹病率確實正在逐漸增加中。顯示胃食道逆流不只是台灣普遍常見的症狀，

更是全世界都值得關注的保健議題。

胸痛、夜咳、喉嚨卡卡，也可能是胃食道逆流！

然而，以台灣地區而言，若比對衛生福利部健保署 2019 年的資料，就醫人數遠遠不及實際患者，僅有 76.6 萬人次，亦即盛行率僅約 3% 而已。為什麼實際罹病和就醫人數之間會有如此大的落差？可能是因為多數人屬症狀輕微者，當影響生活的程度不大時便會選擇忽略；或是真感覺不舒服時，會自行到藥局購買成藥緩解；也有部分患者以其他非典型症狀表現，因而無法揪出病因。一般比較積極求診的病人，多為症狀較嚴重，已對日常生活帶來不小的困擾或痛苦。因此，若加上未就醫或確診的潛在病例，全球飽受胃酸傷害（以下簡稱酸害）的人數應比上述統計數據來得更多。

除了胃食道逆流以外，現代人常見的胃炎、胃潰瘍、胃出血、十二指腸潰瘍等胃腸疾病，原因都和胃酸分泌過多有關。通常，胃酸過多產生的不適症狀，像是消化不良、脹氣、胃痛、噁心，以及腹部不舒服且空腹時情況更糟，或者胃酸倒流至食道而引起胸部、喉嚨有灼熱感的「火燒心」現象，甚至胃酸會進到口腔而出現所謂的「溢赤酸」。

如上所述，酸害常以幾個非典型症狀表現，使人一時間難以和胃腸疾病做聯想，包括：

- 氣喘
- 慢性鼻竇炎

- 反覆性聲音沙啞
- 吞嚥困難
- 嘔吐
- 睡覺時有嗆到的感覺
- 肺炎
- 唾液過多
- 胸口疼痛
- 夜咳
- 喉嚨痛、喉頭有異物感
- 呼吸急促

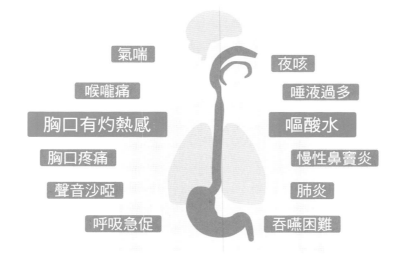

腸胃成藥只能緩解症狀，無法解決根本問題

因症狀不典型而頻頻找錯科、最後乾脆放棄就醫，以致延宕了診斷治療的時機，是讓病症越加惡化的問題之一。另一個常見原因，則是病人未能明瞭胃食道逆流的嚴重性，自覺有火燒心或嘔酸水等不適後，已習慣自行判斷並購買成藥服用。而又被稱為胃散、胃乳片的制酸劑（Antacids），便是一個大家十分熟悉、最常使用的胃藥種類。

根據一項健保局的統計指出，台灣每年申報的制酸劑超過 20 億顆，透過藥局販賣的胃藥也達到將近 4 億元，換算起來平均每人每年使用的胃藥高達 100 顆以上。吃制酸劑能夠治胃病嗎？「中和胃酸分泌」是制酸劑的主要作用，不過僅適合短期服用來減緩胃部的不適感，卻無法治癒包含胃食道逆流在內的胃疾。

更重要的是，制酸劑並非有利而無害。依制酸劑種類的不同，因成分組成的差異性會出現不一樣的副作用，比方含有鋁的制酸劑，可能會造成便秘；含碳酸氫鈉的製劑，由於會產生二氧化碳，可能導致脹氣；含鎂的制酸劑，可能會帶來腹瀉。此外，當某些藥物和制酸劑一起服用時，也會降低藥物作用，影響治療效果。同時，長期使用制酸劑也可能增加感染風險。

發生胃部不適時，是否需使用制酸劑或胃藥應交由專業的醫師評估。至於要強健我們的胃功能、降低胃病復發的機會，並非單純依賴藥物就能解決，平日避免食用容易促進胃酸分泌或是會傷害胃黏膜的食物，以及養成良好健康的飲食習慣，都是不可或缺的護胃環節。

放任不管或輕忽，恐招致食道癌上身

那麼，如果對胃食道逆流症狀不加以注意或控制，會有什麼問題嗎？在酸液長時間的侵蝕之下，食道可能會出現潰瘍、狹窄、糜爛性食道炎；細胞也會因刺激而發生變化，甚至引發癌前病變「巴瑞特氏食道」（Barrett's esophagus）或食道癌！

在胃腸道的癌症疾病中，食道癌是預後最差的一種，以台灣統計來看，食道癌的平均五年存活率僅 12 到 15%。存活機率差的主要原因，便是來自它不易早期發現，等到出現明顯症狀，例如最常見的吞嚥困難，被確診大多都已是中晚期。其中，長期有胃食道逆流的人，便是高危險族群之一。因此，當懷疑自己可能是胃食道逆流症一員時，症狀輕微或偶發者應好好檢視並調整生活與飲食習慣，若還是無法改善，應盡快就醫接受治療。

遠離酸害威脅，從改變飲食做起

無論你現在是正處於治療期，或只是偶有胃不舒服、希望獲得緩解，或者是站在保養預防胃疾的角度，相信這本書都能帶來一定程度的幫助。我們將從人體的消化系統開始介紹，讓你了解食物進入口中之後是如何被分解的；當然，針對台灣民眾最常見的胃功能障礙，後面也會加以闡述；更重要的是要協助大家辨識食物營養、找出適合自己的飲食類型。

認識食物的營養成分，重要性為何？就算是相同的病症或健康訴

你的身體也受到「酸」的侵害了嗎？

過去一個月來，你是否也有以下症狀？
（依症狀嚴重度勾選：0 分＝無此問題，5 分＝極嚴重）

1. 聲音沙啞或有其他嗓音問題　　　　　　0 1 2 3 4 5
2. 經常清喉嚨　　　　　　　　　　　　　0 1 2 3 4 5
3. 過多的喉嚨分泌物或鼻涕倒流　　　　　0 1 2 3 4 5
4. 吞食物、液體、藥丸感到困難　　　　　0 1 2 3 4 5
5. 吃飯後或躺平時會發生咳嗽　　　　　　0 1 2 3 4 5
6. 呼吸困難或有窒息感　　　　　　　　　0 1 2 3 4 5
7. 令人討厭的或困擾的咳嗽　　　　　　　0 1 2 3 4 5
8. 喉嚨有異物感　　　　　　　　　　　　0 1 2 3 4 5
9. 胸痛、心灼熱感、消化不良、或胃酸上升　0 1 2 3 4 5

總分（RSI）： ＿＿＿＿＿＿＿

※ 此表係由 Belafsky 等學者提出，認為若咽喉逆流症狀評量分數（Reflux Symptom Index, RSI）超過 13 分時，可輔助臨床醫師進行診斷。
參 考 文 獻：Belafsky PC, Postma GN, and Koufman JA. Validity and reliability of the reflux symptom index(RSI). Journal of Voice. 2002. 16(2): 274-277.

求，都會因為個人情況不同而需要不一樣的飲食計畫。比方說，地瓜營養價值很高，是許多人公認的超級食物，但對某些人而言可能是引起脹氣的原因；又譬如我們常聽到生病不舒服或食慾不振的人喝點白粥，比較容易幫助消化，可是如果是胃功能不好，例如有胃食道逆流或胃潰瘍等狀況，吃粥不但沒幫助，反而還會加重症狀。

有時，這些餐桌常見的食物可能是元凶；有時，那些含有膳食酸的加工食品或各式各樣的飲料也許才是罪魁禍首。諸如此類的飲食迷思，以及該如何選擇正確的食物、避開可能的傷胃因子，都可以在以下內容中找到解答。針對想落實在日常三餐中的人，本書也提供了「4週『排除・修復・保養』低酸食譜」，幫助大家熟練搭配技巧。

最後也最重要的是，想得知哪些食物有助緩和不適、哪些食物可能讓症狀惡化，唯有把你所吃的東西記錄下來，與接下來所說的營養概念相互對照，才能精確發現特定飲食與胃部健康之間的相關性。

Part 1

酸害
正在危害你的身體

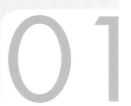

當食物送入口中後……
它真的被消化了嗎？

我們吃東西，填飽飢腸轆轆的肚子，並且享受食物帶來的口感與美味，固然是很重要的一件事。但還有一件事遠比這些更為重要，那就是你的身體是不是能夠良好地進行消化，充分利用它們潛在的所有能量和營養。

不幸的是，臨床上我們往往面對為數不少的病患，過去長期都有火燒心、腹脹、腹痛、腹瀉或便秘等困擾，卻始終未能改善或獲得妥善醫治，顯然不夠疼惜與重視我們的消化道。

相信沒有人不想遠離疾病、常保身體健康，第一步可以怎麼做？先從了解並善待消化系統開始吧！

食物消化之旅：從口腔到腸胃

早餐的蛋餅、漢堡，中午的排骨便當，甚至小至簡單的一片餅乾、

一顆蘋果，從入口後到變成有用的養分，至排出廢物為止，都需要經過一段漫長的消化旅程。所有食物在消化時所遵循的路徑是這樣的：口腔→食道→胃→小腸→大腸。而在這消化過程的每一道步驟裡，原本完整的食物都會被分解成越來越小且可被利用的細粒或碎片，轉化為人體能吸收的形式。

若進一步拆解消化系統，約可分為兩部分：

1. 消化道器官：咽部、食道、胃、小腸、大腸等食物會經過的地方

2. 輔助器官：牙齒、舌頭、唾腺、肝臟、膽囊、胰臟，能幫助食物分解，以物理性和化學性方式介入

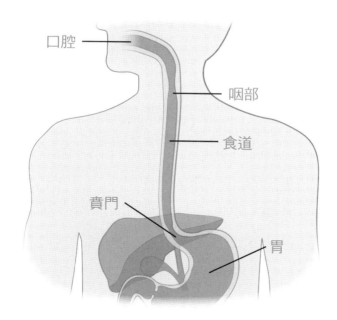

上消化道器官與位置

其中從牙齒到胃這一段是屬於上消化道，也是這本書要強調的重點。食物從嘴巴進入人體後，消化過程便開始啟動。更精確地來說，在你準備享用食物前，身體就已經在為消化做準備了。

消化系統的功能與5個運動

- **攝食**：將食物和水分從口中送入體內。
- **推進食物（蠕動）**：藉由肌肉的蠕動（波浪收縮）將食物和廢物沿著消化道推送。
- **機械消化**：透過咀嚼和消化道的肌肉運動來磨碎食物。
- **化學消化**：透過酵素（消化酶）將營養分子分解成更簡單的物質以便身體吸收。
- **吸收與排泄**：
    ① 將消化好的營養物質從消化道轉移到血管與淋巴液中，使營養分布到全身的細胞中。
    ② 透過排便來處理無法消化的食物殘渣與身體產生的廢物。

1. 進食前：分泌唾液

成語「望梅止渴」說的就是這件事，大家都有這樣的經驗吧？當看到、聞到，或僅僅只是在暢談或聽聞某些美味食物時，嘴巴裡的唾液就會增多。在大腦向唾液腺發送訊號的同時，也會告訴胃部說：「預備分泌胃液囉！」

2. 咀嚼

這個階段的工作，必須透過牙齒、舌頭和唾腺三者的通力合作才能順利進行。首先，食物經由牙齒咀嚼來達成切割和磨碎，舌頭則負責翻攪，好讓它們能和唾腺分泌的唾液混合在一起。這個與唾液混合的過程，一來是潤滑、軟化食物，二來是利用當中的澱粉酶能將食物中的澱粉分解成麥芽糖。

3. 吞嚥

接著，舌頭便會將這個球狀的「食團」往後推向咽部，再藉由咽部肌肉的收縮動作向下推進至食道。而吞嚥是我們在消化過程中直到排便前，最後一項能出於自由意志控制的行為。

4. 推進

食團來到食道之後，同樣透過食道管壁肌肉有節奏的蠕動而繼續移動，大約需要再花費 5 至 8 秒的時間才會來到胃部。

5. 排空

食物在胃部和胃液做混合，並藉著胃壁強烈的肌肉收縮變成一種濃稠乳白色有如粥狀的物質——食糜，待到達胃部下端的幽門括約肌後，再緩慢地進入十二指腸中。這個從胃離開前進腸子的過程稱為「排空」，「胃排空」簡單來說就是食物到小腸，胃變空的狀態。

胃排空通常約需 2 至 6 個小時完成，一般醣類排空最快，蛋白質次之，脂肪最慢，所以會跟飽足感有關。另外，液體的排空速度也比固體食物來得快，同樣會影響我們的飽足感和不舒服感。

通常吃肥肉會感覺比較飽，是因為消化較慢，但是對於胃不好的人來說，油脂在體內待太久容易會有脹氣不舒服的感覺，此時搭配體積大的青菜，能夠加快胃排空、減少食物滯留在胃的時間，有助減少脹氣程度。

因此，了解食物的組成和胃排空的關係，更能幫助我們對食物做出正確的選擇。

至於食物順利通過食道、經由胃部消化之後，食糜就會穿過幽門括約肌，抵達腸道，並在這裡進行後續的消化和營養吸收。為什麼了解消化系統這麼重要？因為接下來你將會發現所有生活型態對消化的影響甚鉅，包含慢吃、慢活、維護自律神經的穩定、保持愉快心情、運動、減少久坐，以及避免隱性飢餓（營養不平衡或缺乏某些維生素和礦物質）等，都能讓消化更順利！

上消化道器官與功能

器官	主要功能
口腔	1. 攝取：將食物和水分從外部送入體內 2. 咀嚼與混合食物 3. 進行碳水化合物（澱粉）的化學分解 4. 將食物移送至咽部 5. 透過舌脂解酶開始分解脂肪
咽部	推動食物，使其從口腔進入食道
食道	將食物推向腸胃
胃	1. 讓食物與胃液混攪在一起，形成食糜 2. 將食糜推進至十二指腸 3. 開始進行蛋白質的化學分解 4. 可吸收酒精或少許藥物，如阿斯匹林 5. 胃酸具有抗菌功能（因此胃好也能幫助把關身體的免疫系統）

小心吃太多，胃會被撐大？

　　我們常說「大胃王」來形容一個人很會吃、食量很大，或說人們飽食之後還能再享用甜食是因為有「另一個甜點胃」。以上類似的說法都顯示「胃」並不是一個完全用來進行消化的器官，它除了能攪動食物、分解其中的成分之外，也是一個食物的收納袋，用來儲存半消化的食物（食糜），好幫助營養物質接下來能在小腸中被完好吸收。

　　胃能容納多少食物呢？它在排空時只有一個拳頭的大小，在人們進

食時可以收縮伸展，以成年人來說，平均每餐飯胃可以容納 1 到 2 公升的食物和液體。即便你已經出現飽腹感但仍想吃東西時，沒問題！胃會像氣球一樣繼續延展，為接下來的食物騰出空間，最多能讓你裝進多達 4 公升的飲食。

不過，可別高興得太早！胃的正常運作需要一點空間，當它被塞滿後便無法按照預期的方式工作，使人產生消化不良的症狀。如果一個人長期都吃得比較多或暴飲暴食，儘管胃這個器官在排空食物後就能恢復原來大小，並不會有變大的問題，但卻會讓胃壁更容易伸縮擴張且變得較薄。

那麼，胃是如何消化、分解食物的？主要就是靠它所分泌的幾種重要物質，和已經過咀嚼的食物混拌在一起。而當中最重要的一種，即是胃酸。

胃酸是什麼？對消化有什麼作用？

胃酸是一種跟鹽酸一樣具有強酸性的消化液，如此才能肩負起從肉到纖維等所有物質的分解工作，讓它們變成更容易消化的顆粒。比方說，胃酸的強度足以將原本緊密結合的蛋白質分解成較小的胺基酸鏈，使往後的消化易於進行。此外，它還能清除某些食物中可能潛藏的有害細菌，可以說是抵禦病原入侵的第一道防線。

從衡量酸鹼度的 pH 值來看，其範圍從 0 到 14，pH 數值越小代表酸性越強。電池酸液的酸鹼值為 0，純水趨近 7.0，至於胃酸則是介於

1 至 2 之間。既然胃酸這麼酸，為什麼胃卻能好好的不受傷害？人體的運作就是這麼奧妙，我們的胃同時也會分泌黏液，形成一層厚厚的內襯來保護胃黏膜免於遭受酸性侵蝕。

過與不及，都會引起問題，胃酸分泌也是如此。胃酸含量太低，可能會減損身體消化食物的能力，譬如蛋白質恐無法正確消化；但胃酸過多，原本足以形成胃壁防護罩的黏液便會喪失作用，引發胃部灼熱、胃酸反流，更嚴重則導致潰瘍的發生。

解決消化道問題，必知的飲食小知識

Q：預防腹部脹氣、胃食道逆流，細嚼慢嚥就能解決？

口腔是食物進行初步消化的第一關，在這裡會透過澱粉酶的分泌來做分解，如果食物能多咀嚼幾次、咬得越細碎，代表每一個小小的食物碎片接觸澱粉酶的面積就會增加，相對容易消化，進入胃部之後就不容易產生脹氣等不適。原則上，食物每吃滿一大口，最好能咀嚼 30 至 60 秒。

提醒大家，要是口腔無法好好處理食物，後續就會影響到胃功能。由於口腔、咽部及部分食道肌肉層含有骨骼肌的關係，可以透過我們的意志來做控制，但當食物一旦進入消化道之後，怎麼運作就不是我們能控制的了。因此，唯有在可由意志掌控的咀嚼動作多做努力，才能幫助消化。另外，應留意家中長輩若有牙口不好、唾液分泌不足等問題時，更要吃得慢一點、刺激唾液，避免胃腸不舒服。

Q：珍珠難消化！喝酵素有用嗎？

　　一般市售的珍珠粉圓，為了容易存放，長時間下來也不變硬或變爛，仍能保有 Q 彈口感，所以會運用經過化學處理後的澱粉，也就是所謂的修飾澱粉（又稱變性澱粉）做為添加。雖然說在一般正常食品加工製程下，合法的食用修飾澱粉應當是對人體無害的，但臨床上確實有些人在吃進粉圓後會有不容易消化、腹脹的情況。

　　假如不好消化，喝鳳梨、木瓜等水果酵素飲品是否有效？這些酵素主要是幫助分解蛋白質，能讓肉質變軟、促進肉類的消化，卻無法協助分解澱粉。包括粽子、湯圓等糯米食品也是一樣，無法藉由植物性的發酵液體助消化，除非選擇含有澱粉酶的消化酵素。假使希望透過補充酵素達到分解食物、幫助腸胃蠕動、維持消化機能的目的，需注意酵素的酸性較高，飯後吃相對比較適合喔！

脹氣、發炎、胃食道逆流，
常見的胃功能障礙
你也有嗎？

02

「你的胃健康嗎」、「吃完飯後是感到舒服的嗎」，平常我們大概很少會這樣詢問別人或用它來開啟話題吧？不過，要是稍微調查一下你周遭的人，應該就能發現胃不適的情形是很普遍的。假如擴大到整個消化系統，比例應該更高！

還有許多人反覆不舒服的現象已經維持很長一段時間了，卻選擇默默承受或自己判斷、買成藥吃。以下幾種十分常見的胃部疾患與症狀，都非常值得大家正視，畢竟只有當消化總是能順利進行，整體飲食經驗是輕鬆舒適的，未來才能更愉快地享受美食，對吧？

經常打嗝、肚子鼓脹，小心可能是疾病警訊

吃完飯後打幾個飽嗝，或是上腹部感到脹脹的、有壓迫感，有時明明肚子不餓還咕嚕嚕地作響，就是因為犯了胃脹氣！

身體內為什麼會有氣呢？主要有兩個原因：

1. 從嘴巴吞下的空氣；

2. 食物進到結腸後經由細菌分解而來。

隨著氣體積聚在消化道裡，身體便需要透過打嗝或放屁來排除。如果這些氣沒有被排出，接著會引發肚脹、腹痛、腹鳴等症狀。胃脹氣可能出自於某些飲食習慣或進食特定食物後，身體正常消化過程的結果之一；但也可能是消化系統疾病的徵兆，例如胃炎、消化性潰瘍、腸躁症、肝膽胰疾病、腸胃道腫瘤造成的阻塞等。

肚子氣噗噗！脹氣原因與解決方法

但是，一般人發生脹氣的原因，還是以飲食內容與用餐速度為最大宗，包括：

1. 豆類與某些蔬菜，因含有一種較難被人體吸收的碳水化合物棉子糖（raffinose）成分，容易在進入胃腸消化時產生氣體，譬如最常見的青椒、地瓜、花椰菜、高麗菜等等。不過，吃進哪些食物後會否引發脹氣是因人而異的，對別人來說可能是產氣的食物，不一定適用在你身上；也不是所有的豆類都會使人脹氣。所以建議應仔細觀察並感受自己飲食後的狀況，要是能稍做紀錄更好。

2. 脂肪含量高的食物，例如油炸食品，也是讓肚子產氣的兇手。這是因為含有大量脂肪的食物會使消化速度變慢，當身體正在努力地進行分解時，氣體可能會滯留在消化道內。

3. 對某些食物有慢性過敏反應的人，也會產生脹氣症狀。如果想了解自己是否有這方面的問題，可以做慢性過敏原檢測，然後再跟自身過去的飲食經驗比對，若發現確實是某種食物導致脹氣，則減少食用即可。

4. 不當的飲食行為和習慣，是臨床上見到最容易引發脹氣、腸胃機能出狀況的主因，譬如太晚吃、吃太快太多、吃完後立刻躺下或坐著不動等。

5. 吃東西時閉嘴巴咀嚼，不要發出聲音，目的在於避免吸入太多空氣，引發不適。

如果你已嘗試透過改變飲食和生活方式，卻依然無法減輕症狀，覺得脹氣對自己的日常造成干擾；或是脹氣的次數和頻率變多，甚至合併出現嘔吐、腹瀉、便秘、體重減輕、便中有血或火燒心等，就應該盡速向專科醫生諮詢了。

脹氣會引發胃酸倒流嗎？

輕微而短暫的打嗝和放屁等排氣現象，通常是正常的，除了偶爾使人感到尷尬之外，大多無需擔心。然而，胃酸倒流不但會讓人不舒服，若未及時治療的話還會導致較嚴重的併發症。以上兩種症狀都與消化道相關，但脹氣和胃酸回流兩者之間是否也有關聯呢？

目前，脹氣被認為是胃食道逆流的初期症狀，許多導致產氣的飲食內容和習慣的確也會導致胃酸逆流，像是一次吃大量食物或快速進食、

喝碳酸飲料。一開始也許只有體內的氣體會被排出來，但後來可能變成胃酸、消化中的食物也會往上衝。反過來說，當胃酸逆流到食道時，很多人習慣用吞嚥或嘴巴用力呼吸等動作，希望達到緩解作用，但這些行為可能反倒會讓人吞進更多的空氣，進而產生腹脹的感覺或引發頻繁的打嗝。

　　儘管脹氣和胃酸倒流未必總是一起發生，但兩者的確也可能同時存在，並且會讓彼此之間更加惡化。好消息是，透過某些飲食的改變與專業醫師的治療，將有助緩解這兩種症狀。

發炎、潰瘍、胃食道逆流，淺談常見胃部三大疾病

　　「唉呀！我的胃好難受。」同樣都是胃脹、胃痛，根據痛點和症狀輕重的差異，病因也有所不同。不過，若以國人常發生的胃部疾病——發炎、胃潰瘍、胃食道逆流——來看，都和胃酸引起的酸害脫不了關係。

胃發炎延遲就醫，恐引發癌變

　　胃炎（gastritis）是指胃壁出現發炎的狀態。前面有提到，胃壁上的黏膜能夠保護我們不受胃酸和細菌的傷害，但要是這一層具有防護力的內襯長期被刺激或破壞，則會導致發炎產生。胃炎發生的原因，大致來自吃了刺激性的食物、藥物或感染，可分為以下兩種類型：

1. **急性胃炎**：通常伴隨非常明顯的胃腸不適，像是腹部疼痛、嘔吐、反胃、食慾不振、胃脹、消化不良等現象，一般經過治療後，數天

內症狀即可改善或消失，若不加以治療或反覆發作，恐轉變為慢性胃炎。

2. **慢性胃炎**：症狀通常不像急性胃炎那樣來得急快又明顯，例如長期感到上腹有輕微的疼痛感或有胃悶、灼熱等不適；如果是受到幽門桿菌感染的患者，則大部分不會有什麼症狀。若未接受適當治療，可能會導致胃潰瘍和胃出血，有些胃炎甚至會提升罹患胃癌的風險，尤其是那些胃壁漸漸變薄的人。

消極面對潰瘍，小心變成要命的胃穿孔

當胃酸繼續侵蝕胃部組織，導致發炎部位已出現傷口、破損的情形，這時就形成了所謂的「胃潰瘍」（stomach ulcers 或 gastric ulcer）。病患會在胃部發生如燒灼般的痛、鈍痛或壓迫感，但並不是所有胃潰瘍都會有顯著的痛覺，有些人會以消化不良、胃灼熱或噁心為表現。根據一篇 2019 年發表在《美國醫學雜誌》（The American Journal of Medicine）的文章指出，發生消化性潰瘍的人之中約有三分之二是毫無症狀的。

引發胃潰瘍最常見的原因有兩個：感染幽門螺旋桿菌，以及長期或過量服用阿斯匹靈和非類固醇類止痛藥物（NSAID）。大多數人經由適當的藥物便可治癒，但是如果沒有及時治療，比方說不經醫師診治便胡亂吃止痛藥，胃潰瘍將變得更嚴重，主要的併發症包括：

1. 當潰瘍部位的血管破裂時，會導致胃出血，患者會排出深黑色或帶

血的糞便；

2. 當潰瘍在胃壁上形成孔洞時，即為胃穿孔，此時應該待在胃裡的消化液和食物都會漏到腹腔內，可能引發致命性的腹膜炎或全身性感染；

3. 會在胃出口（幽門）形成阻塞，使得胃裡的食物在推入十二指腸時發生阻礙。

胃食道逆流是怎麼發生的？

　　胃食道逆流症（Gastro-oesophageal reflux disease, GORD，又稱 Gastroesophageal retlux disease, GERD），如同我們前面所提到的，這是本來應該停留在胃裡的內容物，例如空氣、胃酸及食物，逆流至食道後所引發的傷害與不適症狀。但是，這些東西到底是如何往上跑的呢？

　　簡單地說，是由於食道下端的括約肌發生鬆弛、無法正常閉合，胃裡的胃酸因而向上逆流到食道。做為一個讓食物通過並得以進入胃部的管道，食道雖然不具有任何協助消化的作用，但在與咽喉相連、下接胃的上下兩處分別都有括約肌，以防止我們吃下的食物會從胃逆流回到食道與口腔裡。

　　正常情況下，食道下方的括約肌就像一道閘門般，平時沒吃東西時，會呈現關閉的狀態；等到正常進食吞咽食物或液體經過胃食道的交接口——賁門，括約肌才會放鬆、打開，讓食物能順利進到胃部，接著再關起來。要是這道與生俱來的天然屏障出了問題，譬如不能完全關閉或開得太頻繁，胃酸便會流向食道，造成食道黏膜受損及發炎，即「逆

流性食道炎」（Reflux Esophagitis, RE），症狀若更嚴重甚至可能引起潰瘍、纖維化、腸黏膜細胞變異及癌化等病變。

至於可能導致閘門失靈的因素，主要有以下幾項：

1. **腹部壓力過大**：例如肥胖者或孕婦，由於內臟器官承受了額外壓力、胃部受到擠壓，導致胃酸逆流。

2. **飲食**：特定食物的類型，如咖啡因、酒精、辛辣或油炸食品、酸性飲料，以及不良的進食習慣。

3. **藥物**：像是治療哮喘、高血壓和過敏的藥物，或止痛藥、鎮靜劑等。

4. **其他生理問題**：患有裂孔疝氣（hiatal hernia）的人，胃或腹部器官會向胸腔推擠，而妨礙了下食道括約肌的正常閉合。

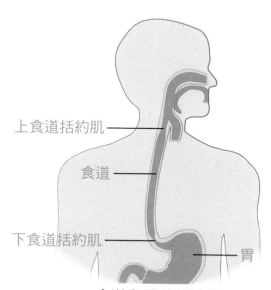

上食道括約肌

食道

下食道括約肌

胃

食道與胃的構造圖

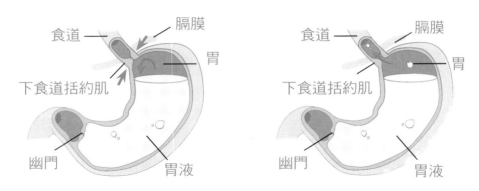

鬆弛的食道括約肌

左：閘門可正常關閉／右：閘門因故鬆開，胃酸向上衝。

胃食道逆流、食道癌高危險群，肥胖者當心！

　　胃食道逆流症和肥胖之間確實存在著較高的關聯性，在過去的幾項統合分析裡都表明了身體質量指數（BMI）、腰圍與體重的增加，和胃食道逆流及其併發症，如食道糜爛性食道炎、巴瑞特氏食道、食道癌的發生有正相關。體重較重、腹部較大的人，可能導致胃酸逆流或是加劇這種症狀。

　　那麼，透過適當的減重是否有助緩解呢？不妨從這篇 2013 年刊登在《肥胖》（Obesity）雜誌的文獻來看看，研究團隊找了 332 名 BMI 值介於 25 到 39.9 的超重與肥胖受試者為實驗對象，透過飲食調整、增加體能鍛鍊和行為改變等策略進行減肥。六個月後，將近 97％的受測者體重都下降了，平均減了 13 公斤；在胃食道逆流方面，65％患者的不適症狀得以完全解決，部分緩解的人則有 15％。此外，女性就算是

體重只減了 5% 到 10%，也能看到明顯的改善；而體重減得越多的人，症狀改善的程度也越高。

不過，針對體重和 BMI 值都在理想範圍的胃食道逆流患者，不建議為此減肥。但一段時間後若發現體重增加，胃酸逆流症狀也變得較頻繁，減輕體重或許有助扭轉這種情況。有鑑於每個人的健康條件各有差異，在開始任何減肥計劃之前，請務必先向營養師諮詢，以確保這樣做是安全的。

臨床上碰過很多減重成功的人，都提到感覺最明顯的就是胃變得比較舒服了。想像本來有一團肉壓在我們的肚子上，壓力增加使得賁門容易打開，減肥後肉少了當然就會減少壓力，所以想要胃好，先減肥也有幫助喔！

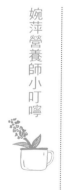

婉萍營養師小叮嚀

酸害致病！10 大 NG 飲食習慣

1. **吃東西總是吃得又急又快，用餐通常十五分鐘內就能吃完：** 進食速度太快，會使我們的消化道在執行它們應有的功能時變得更困難，消化不良會增加胃食道逆流發生的機會。
2. **習慣一邊吃飯一邊說話：** 吃東西時說話，容易不自覺地吞入較多空氣。
3. **經常吃消夜或晚上常有應酬場合：** 習慣在深夜進食，或是晚餐和就寢時間的間隔太短，或晚上吃太多，食物無法完全消化的情況下，也會引發胃食道逆流症狀。

4. **常以速食、微波食品當成一餐**：這些精製或是經過高度加工的食品，大多含有高量的脂肪、纖維量極少，長期攝取對消化不利。

5. **平常飲食較偏向肉食、炸物、燒烤**：對於有火燒心症狀的人而言，高脂食品絕對是禁忌！含有大量脂肪或經過油炸的食物，會延緩消化的時間，讓食物長時間在體內發酵，產生較多氣體，也會使胃產生更多胃酸，刺激消化系統。

6. **喜愛喝可樂、汽水等碳酸飲料**：包含啤酒、黑麥汁、氣泡飲品等含有大量氣體的飲料，容易引起腹脹，且氣泡也會在胃裡膨脹，為下食道括約肌帶來壓力。

7. **很喜歡吃蛋糕、餅乾等甜食，或是手搖飲、含糖飲料**：當攝取果糖超過 35 到 40 公克時（約 500c.c. 全糖的飲料），容易造成果糖吸收不良、導致腹脹的情形。至於胃食道逆流症狀，一般少量食用像是純蜂蜜、楓糖漿或果醬等單純的糖，對胃酸逆流的影響較小；但假使糖和油結合後容易觸發症狀的產生，加重胃酸逆流或疼痛的症狀，比方說甜甜圈、奶油餅乾、冰淇淋、糕點。

8. **偏愛吃到飽形式的餐廳**：大量進食的狀態會讓胃變大，進而增加了下食道括約肌的壓力；當胃被撐得越飽滿，這道閘門可能就越鬆弛、無法正常關閉。

9. **以前很少吃高纖食物，最近正在試著多吃**：當攝取纖維的速度太快，或短時間內吃進太多份量，易引發脹氣。

10. **三餐時間並不是很固定，都是餓了才吃**：餓過頭，易造成脹氣。同時，如果長時間不吃東西，缺少食物來中和胃酸，逐漸累積後恐會導致胃酸逆流和噁心症狀。

每四人就有一人罹患
胃食道逆流！
你一定得知道的
症狀及治療

03

過去，胃食道逆流在歐美國家始終是一種相當常見的消化道疾病，而台灣近幾年或因飲食習慣改變，或因工作壓力大，胃食道逆流的發生率也呈現高幅度的成長。

根據衛生福利部健保署 2019 年統計，因胃食道逆流前往醫院就診的人數，近三年從 61.6 萬人增至 76.6 萬人；因脹氣、胃炎、胃潰瘍等消化不良問題就醫的人數也達到近 470 萬人。

當然，如果再加上沒有看醫生、自行使用非處方腸胃藥的族群，受酸害所擾的人數就更為可觀了！儘管胃食道逆流的發生率是隨年齡增長而增加，但近年來的研究都顯示，年輕族群罹患胃食道逆流的比例有逐年增加的趨勢。

同時也要給大家一個觀念，任何人都可能患有胃食道逆流症，包括嬰兒、兒童和孕婦。

我也被酸侵蝕了嗎？剖析胃食道逆流症狀

　　偶爾的胃酸逆流、胃部有灼熱感，並不代表就是胃食道逆流症患者。如何得知自己可能有酸害危機呢？一般來說，如果發生酸水逆流或胸口感到灼熱等典型症狀，一週有兩天以上的話，原則上是可做為胃食道逆流疾病的臨床初步診斷。

　　不過，即便沒有持續的火燒心、胃灼熱、嘔酸水症狀，也不能排除胃食道逆流症的可能性，因為它的臨床表現是非常多樣化的。其他非典型的症狀包括：

1. **口臭和牙齒損傷**：口臭可視為胃酸逆流的早期徵兆，畢竟當原本該在胃裡的東西向上湧入咽喉和嘴巴，味道總不會是好的吧？而胃酸除了會引來刺鼻難聞的壞口氣之外，也會侵蝕牙齒的琺瑯質，造成牙齒損傷。

2. **吞嚥困難**：當胃酸逆流至食道，引起腫脹和發炎時，常會讓人難以吞嚥東西，比方吞入食物時會有卡在咽喉、胸部或造成疼痛等不適。不過，這種情形也可能是由於食道狹窄、食道癌、口腔癌、喉癌、甲狀腺腫瘤所引起，需由醫師鑑別。

3. **胸悶胸痛**：胸痛是通常與胃食道逆流症相關的另一種症狀，這種疼痛通常始於胸骨後面，並向上延伸至喉嚨，通常會在進食後不久發生，可能持續幾分鐘到幾小時。有些人的胸痛情況較為嚴重，致使人們常誤以為自己有心臟病發作的風險。不過，當你有胸悶胸痛現象時，在思考或許得了胃食道逆流症之前，應先至心臟科就診檢查，

排除心臟疾病的可能性。

4. **長期咳嗽**：當咳嗽持續超過 8 週以上，通常就會被定義為慢性咳嗽。一部分的胃食道逆流症患者會有慢性乾咳的症狀，尤其是在晚上。

5. **喉嚨異物感咽喉緊繃**：當胃酸逆行進入咽喉時，某些人可能會覺得自己經常喉嚨疼痛、感覺有痰需要清喉嚨，或是老覺得喉嚨內有個小腫塊。

6. **氣喘**：研究顯示氣喘和胃食道逆流相關，而且是相互影響和作用的雙向關係。也就是說，胃食道逆流會對肺部造成刺激，使氣喘症狀惡化，但用來治療氣喘的藥物也有可能使胃食道逆流的症狀變得較嚴重。因此，應注意是否有這種可能性，並和你的醫生討論，透過適當的治療來控制這兩種情況。

7. **聲音沙啞**：通常稱為咽喉逆流（Laryngopharyngeal reflux, LPR），這是當胃酸來到食道並通過食道上括約肌，向上溢至喉嚨時所引發的聲音變化。這跟平時我們看到上呼吸道感染常見的併發症並不一樣，酸害依然繼續存在，無法透過充分的休息來改善，最終聲帶會被灼傷。

8. **頻繁的鼻竇感染**：胃裡的內容物不但會回流到喉嚨，也會滲入鼻竇這個中空的空腔內，引起慢性鼻竇問題。若你已就醫並由醫師開立了鼻竇炎用藥治療，症狀卻未獲得緩解，可合理懷疑也許是胃食道逆流引起。

　　針對幫助診斷胃食道逆流疾病的工具，目前最常用的仍是胃鏡檢查，它能直接觀察到食道黏膜受損的情形，包括是否有發炎、糜爛、潰瘍、出血或是狹窄等現象。目前在判斷嚴重程度上，最被廣泛使用的系統是洛杉磯分類標準（The Los Angeles classification），依輕微到重度分為 A、B、C、D 四級。

　　然而，有些人即便已經照了胃鏡也服用醫師開立的胃藥，症狀仍無法獲得緩解，那麼可能就會是其他功能性的問題作祟，譬如食道壓力與酸鹼值等。現在都有多種新技術能協助更精準的檢測，並評估疾病的嚴重程度。

1. **窄頻影像技術（Narrow Band Imaging）**：搭配胃鏡使用，從其特殊的光譜來做觀察，可提升食道癌和癌前病變的診斷率。

2. **食道鋇劑攝影（Upper GI series）**：受檢者透過服用一種呈白色乳狀的濃稠液體──鋇劑，再喝下發泡劑，使藥劑暫時附著在腸胃道內壁上，然後藉由 X 光顯示的白色影像，來觀察食道、胃、小腸的形狀或黏膜構造，以及蠕動的情形，對診斷潰瘍、腫瘤或發炎反應等，是一個有效診斷的方法。

3. **高解析度食道壓力檢查（High resolution manometry, HRM）**：利用一條佈有 36 個壓力感應器的細長導管，從鼻腔放置至食道後，再透過喝水吞嚥的動作來量測壓力的改變，藉此評估食道功能，並診斷出內視鏡無法檢測到的食道蠕動障礙疾病。

4. **24 小時食道酸鹼值阻抗性檢測**：這是將一條細細的檢查管由鼻子放入食道、進入胃部，固定於下食道括約肌上方約 5 公分處，導管另一端則連接到一台小型主機。藉由放置一整天來偵測食道的酸鹼值和電阻變化，能評估逆流的方向，以及逆流至食道的物質究竟是酸性或非酸性、是液體或氣體等。

5. **無線食道酸鹼膠囊檢查**：近來國內也有醫療院所引進了可記錄長達 96 小時 pH 值的無線食道酸鹼膠囊檢查，透過將酸鹼定測膠囊放到下端食道，並固定於食道黏膜上的方式，把食道的酸鹼值以無線傳輸將資料傳送到體外的接受器中。對於受檢者來說，能夠減少異物感造成的不適，日常作息也能不受影響。

正確治療，擺脫胃食道逆流困擾

在胃食道逆流疾病的治療上，仍以藥物治療為主，常見用來治療胃食道逆流的藥物有：

1. **制酸劑**：治療症狀較輕微的胃食道逆流時，會使用制酸劑幫助中和食道和胃中的酸，對於立即、短期的胃灼熱症狀有助緩解。

2. **H2 受體抑制劑**：在降低胃食道逆流發生頻率和嚴重性上，也是經常被當成第一線用藥，它能抑制胃酸分泌，並可維持數小時的藥效。

3. **氫離子幫浦抑制劑（Proton pump inhibitor, PPI）**：當使用了 H2 受體拮抗劑後，還是無法有效改善症狀、控制病情時，一般多會使用氫離子幫浦阻斷劑來治療。一樣能抑制胃酸分泌，但藥效比 H2

受體抑制劑更強，抑制胃酸分泌的效果也比較長。通常多為口服，也可透過靜脈注射方式給藥。假使胃酸過多的症狀是因幽門螺旋桿菌感染引起者，會再加上抗生素達到殺菌作用。

4. **黏膜保護劑**：主要是用來保護食道黏膜，減輕胃酸侵蝕所引發的傷害，避免產生疼痛，一般是和其他藥物合併做使用。

5. **胃腸蠕動劑**：這類藥品能促進腸胃道的蠕動，讓胃排空速度較慢的胃食道逆流病患，消化能夠順利一些，避免胃酸和食糜在胃中停留過久，引發不適。

當經過長期的藥物治療，以及調整飲食和生活方式後，發現病況仍未好轉，這時候才會考慮以外科手術介入。最常見的手術治療選擇，包括採用微創（腹腔鏡）手術進行胃底折疊術（Nissen's fundoplication），以及可於門診治療的無線射頻燒灼術（Stretta procedure）。

預防胃酸逆流有妙招！同步這樣做才能改善症狀、不復發

目前已有療效極佳的藥物可治療逆流性食道炎，但許多人往往對醫療存有誤解或迷思，以為只要經過醫師診治後便能高枕無憂。事實上，觀察自己的症狀做出相對應的生活方式調整，也是根治胃食道逆流或消化相關疾病的重要環節。否則，即使這次用藥物治療好了，之後也可能很快再復發。

因此，無論你現在胃酸逆流或消化不適的症狀或輕或重，定時服用

藥物，都建議從現在開始積極審視並改變可能致病的生活型態。

第1招 飲食宜定時定量，勿暴飲暴食

　　減少飲食的份量，可預防胃脹氣，並減少胃酸逆流的症狀。用餐應慢慢吃，直到不再飢餓、略有飽足感即可，千萬別努力想塞滿它。對於食量較大的人來說，把一天的份量分成四到五次吃完，相對會比吃三頓大份量正餐較好。可以不定量但要定時，小量也可以，尤其像業務員在外奔走，用餐時間不固定容易傷胃，真沒時間吃午餐，到了 12 點喝杯豆漿都比長久空腹來得好。

第2招 少吃或避免容易導致胃食道逆流的食物

　　某些食物可能會使胃酸倒流症狀加重，目前已知的像是過量咖啡因、酒精、咖啡、碳酸飲料、酸性食品、茶、含薄荷的食品、甜食、油炸和高脂肪食物，或辛辣、具刺激性的食品。不過，食物觸發胃酸逆流的反應會因人而異。

第3招 盡量不在睡前進食

　　由於胃酸倒流通常發生在用餐後，因此吃飽後不要馬上躺下休息或有彎曲身體的姿勢，應保持直立，讓胃裡的內容物能保持在適當的位置上。建議應在睡前 3 至 4 小時用餐完畢，晚餐盡量清淡，將有助降低胃食道逆流症患者夜間出現胃酸回流的風險。

第4招 嘗試調適生活壓力

　　儘管現代生活腳步快速忙碌，用餐時間還是應盡量放鬆情緒，有證據顯示壓力和焦慮可能會引起胃酸逆流或使症狀加重。此外，消化道肌肉層內含有奧氏神經叢，是由交感和副交感神經纖維組成，所以心情的愉悅或緊張，也會影響胃腸道運動的調節。

第5招 調整睡眠姿勢

　　針對特別容易在晚上發生胃灼熱症狀的人，睡覺時可將頭部略墊高，使頭和肩膀略高於胃部，利用重力來防止胃酸流進食道。比方說，可以把床頭部位（將床腳整個墊高）抬高約 15 ～ 20 公分，或是選擇具有類似傾斜度、且符合人體工程學設計的楔形側睡枕做為輔助。

第6招 體重過重者應適當減重

　　美國胃腸道內視鏡學會（American Society for Gastrointestinal Endoscopy）已確認肥胖是經常引發火燒心的主要因素。體重過重會使腹部壓力增加，使胃酸倒流的可能性更高，減重與避免肥胖發生將有助改善。部分懷孕期間的女性也會有胃灼熱困擾，但隨著生產完恢復至正常體重後，症狀通常就會消失。

第7招 戒菸有助減緩病情

　　有調查指出，吸菸者胃酸逆流的發生率，和不吸菸者相比來得更高。

抽菸不僅不利於上消化道的健康，也會減少唾液的分泌，且會直接影響下食道括約肌的運作，引發或加劇咳嗽症狀，使胃酸逆流更加頻繁。

第8招 避免穿著過緊的衣物

經常穿著緊身衣、塑身衣或緊身褲，或者皮帶束得太緊，都會對胃部形成壓迫，導致食物無法正常消化，特別是在吃得比較多的時候；也會使胃部周圍的肌肉收縮，增加下食道括約肌鬆弛的機會，以致胃酸向上衝回食道。如果偶爾想穿這一類衣物或是穿上了新褲子時，那麼當天吃飯時就要多注意自己的飲食內容與用餐速度。

第9招 嚼口香糖或口服錠劑

凡是咀嚼的行為都能刺激唾液的生成，透過吞嚥動作將有助更快清除口腔中的任何酸性物質，讓胃酸能向下流回胃部。如果飯後想藉著嚼口香糖防止胃酸倒流，記得選擇無糖的口香糖，以免反而提升了蛀牙的機會。咀嚼口香糖記得要閉嘴咀嚼，有些人容易不自覺張嘴咀嚼反而會吞下空氣，讓脹氣更明顯。

第10招 練習腹式呼吸

吞入空氣被認為是導致脹氣、胃食道逆流的原因之一，透過腹式呼吸的練習可以學習到正確的呼吸方式，鍛鍊橫膈、使下食道括約肌能保持在關閉的狀態。此外，這種深呼吸方式也有助減輕壓力和焦慮，緩解

胃酸逆流症狀。只要放鬆地坐著或躺著，並將雙手放在肚子上，用鼻子慢慢吸氣後，感覺空氣進到肚子裡、下腹部鼓起，接著再透過嘴巴慢慢吐氣，讓肚子向內縮，橫膈膜就會往上升。

生活預防，必知的飲食小知識

Q：急性症出現時，你應該避免高纖飲食，為什麼？

站在一般保養腸胃與預防胃疾的角度，會鼓勵大家多攝取糙米、薏仁等全穀雜糧或高纖蔬菜，但對於胃正在鬧疼痛的人並不適合，因為過多的纖維會增加腸胃負擔，導致脹氣、腹脹、腹痛或便秘。即使是一般健康者，也不建議在短時間內或一次攝取太多纖維，逐次增加會是比較理想的作法。

Q：急性症出現時，你應該避免湯湯水水，為什麼？

不只是急性期，舉凡所有胃部功能欠佳者，都不建議喝湯，或是把飯加到湯裡一起吃，又或者是邊吃飯邊喝水的行為。因為這些湯湯水水的飲食，容易讓括約肌鬆弛，引發脹氣、打嗝或消化不良。如果要喝水，比較理想的時機是距離飯前或飯後 30 分鐘。

Q：預防消化道不適，定時進食很重要？

一般我們都説吃飯定時定量才健康，但如果是兩者相比，固定時間進食相對會比定量來得重要。因為有時候不那麼餓

時，吃得過飽容易產生胃食道逆流；反過來說，空腹狀態也會讓胃不舒服，即使只是少少的吃都比不吃好。

　　不過，臨床上也碰到不少人習慣不吃早餐，或是正在執行 168 斷食減重，難道還是一定要維持三餐不可嗎？針對前一晚應酬或吃了大餐的狀況，選擇隔天早上不吃是可行的，因為食物這時候可能還沒完全消化，暫時一餐不吃可以讓腸胃道稍作休息。

　　如果你是生活作息比較規律，胃功能不佳但又想嘗試 168 斷食法，那就要多注意自己的身體狀況了，或許一開始可以考慮採取逐步拉長空腹時間的作法，譬如把 16 小時不吃先改成 12 小時不吃，試試看自己的胃是否能承受。

Part 2

低酸・食療
護胃飲食機制

你真的吃對了嗎？
認識六大類食物營養

04

首先，請大家回想一下你今天或昨天的三餐，都吃了些什麼？

每當有膽固醇或血糖控制不太理想的病患來到營養門診時，大部分的人都會緊張地對我說：「營養師，我沒有亂吃喔！」但是，只要請他們仔細回憶並寫下近來的飲食內容後，往往發現大家對所謂的「營養」經常存在似是而非的觀念。

比方說，不少糖友們說擔心吃太多米飯會不利於血糖控制，所以改吃南瓜、地瓜、燕麥等食物，且「因為很健康」而放心地吃，卻忽略了它們的澱粉含量也很高。份量沒掌握好、未和正餐裡的白飯做替換的情況下，結果血糖不降反升。

此外，還有人會說自己都有吃蔬菜，可是真正算下來也不過就是早餐三明治的一兩葉生菜、中午便當裡的一小格青菜，以及晚餐漂在湯麵上的幾片小白菜而已，和每天應攝取的份量有著很大一段距離。又或

者，也有人以為地瓜、白粥清淡好養胃，事實上這對腸胃有狀況的人可是惡化因子呢！

　　因此，接下來要先讓大家認識所謂六大類食物的意涵，和它們所含有的營養成分，未來面對各式各樣的料理或食品時，就更能了解該如何安排自己的飲食，才可能達到所謂的均衡飲食，也可以避免消化道時不時向你發出抗議，甚至還能學會計算熱量，健康減重喔！

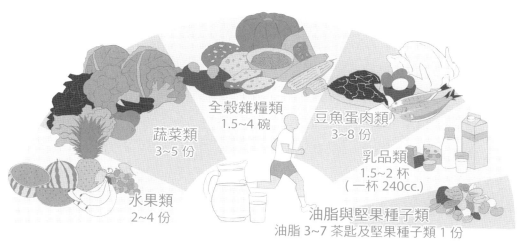

蔬菜類
3~5 份

全穀雜糧類
1.5~4 碗

豆魚蛋肉類
3~8 份

乳品類
1.5~2 杯
（一杯 240cc.）

水果類
2~4 份

油脂與堅果種子類
油脂 3~7 茶匙及堅果種子類 1 份

每日飲食指南

搞懂食物分類，才能真正吃對

1. **全穀雜糧類**：包括我們常吃的米飯、麵條主食，糙米、紫米、燕麥、糙薏仁、小米、紅藜等穀類，以及根莖類如地瓜、南瓜、玉米、馬鈴薯、芋頭、蓮藕，其他像是紅豆、綠豆、皇帝豆、豌豆仁、栗子，

這些都是富含澱粉的食物。由於原態未經精製的全穀雜糧保留了較豐富的膳食纖維、維生素與礦物質，建議將日常的白米、白麵條、白麵包、白饅頭等主食，至少 1/3 換成未精製的全穀雜糧。

2. **豆魚蛋肉類**：這一類食物是飲食中蛋白質的來源，包含豆類與豆製品、魚類和海鮮、蛋類、雞鴨鵝等禽類，以及豬牛羊等畜肉。其中，「豆類」是指黃豆、黑豆、毛豆等蛋白質含量較高的食物。

3. **乳品類**：含有豐富鈣質及蛋白質，除了牛奶與羊奶，也包含奶粉、優酪乳與起司。因脂肪含量的高低，有「全脂」、「中脂」和「低脂」之分。

4. **油脂與堅果種子類**：包括各式植物油、動物油和蛋黃醬、沙拉醬、花生醬，以及很多人以為是水果的酪梨；此外，花生、瓜子、開心果、芝麻、腰果、杏仁、核桃、夏威夷豆等堅果種子，也都是提供油脂的食物來源。而堅果種子不僅能攝取到必需脂肪酸，也有脂溶性維生素 E、膳食纖維及礦物質等營養素。

5. **蔬菜類**：在供應膳食纖維上扮演了非常重要的角色，對維持腸胃道的健康有益，另外也含有豐富的維生素、礦物質和植化素。蔬菜種類很多，所含有的各種營養素多寡也不同，建議多樣化攝取並選擇在地、當季的新鮮蔬菜為佳。而一份蔬菜的量，大約是煮熟後一個拳頭的大小。

6. **水果類**：包括新鮮水果、果汁類，以及蜜餞、罐頭等水果製品，但比起濾渣後的果汁和水果製品，平日多選擇新鮮水果會來得較理想，

可避免一不小心就吃下了過多的糖分或是少了纖維的攝入。和蔬菜一樣，水果也應隨著季節廣泛攝取。一份水果約等同一個拳頭大，或是切塊後盛入飯碗約 8 分滿。

各大類食物營養成分含量差異

為了提倡均衡的健康飲食觀念，同時讓大家在攝取不同食物時便於做代換，所以衛生福利部國民健康署便將一群營養成分相近的定量食物歸在同一個類別裡，因此形成了上述所說的六大類食物。

而進行分類的依據，便是來自各種食物裡的碳水化合物（醣類）、蛋白質和脂肪三大營養素的含量不同而定，也就是說大多數的食物除了主要營養素之外還含有其他營養，只是多寡比例不一樣。例如全穀根莖類的營養成分眾所周知是以澱粉為主，但也含有少量的蛋白質；至於牛奶雖以蛋白質為多，其實也能攝取到醣類和油脂；而「豆魚蛋肉類」中的黃豆儘管含有較多蛋白質，同樣的也能吃到少許醣類與適量油脂。

六大類食物中三大營養素含量 & 熱量

食物類別	熱量(大卡)	醣類（克）	蛋白質（克）	脂肪（克）
全穀雜糧類	70	15	2	微量
豆、魚、蛋、肉類				
（低脂）	55			3
（中脂）	75	微量	7	5
（高脂）	120			10
乳品類				
（全脂）	152	12	8	8
（低脂）	120	12	8	4
（脫脂）	80	12	8	微量
油脂與堅果種子類	45	-	-	5
蔬菜類	25	5	1	-
水果類	60	15	微量	-

※ 以上皆以一份為計算基準。

資料來源：衛生福利部國民健康署食物代換表 2019 版

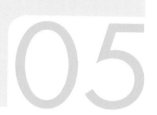

低酸食療首選──纖維質

　　當你的喉嚨因胃酸逆流而經常承受著強烈不適的灼熱感時，是否總是習慣透過藥物來解決？有文獻表明，藉由飲食或許會更適合！

　　有一篇 2017 年發表在美國《JAMA Otolaryngology-Head Neck Surgery》醫學期刊上的研究指出，以植物為基礎的地中海式飲食和治療「喉咽反流」（胃酸逆流到喉部和咽部）的主流藥物一樣，都具有相同的醫學益處。

　　在這個實驗中，研究團隊讓 85 名患者接受質子泵抑制劑（PPI）的藥物治療；另外的 99 名患者則採用富含蔬菜、豆類、水果，且限制動物性食物攝取的地中海式飲食法，也讓他們飲用鹼性水。兩組受測對象同樣都要避開通常會引起胃酸逆流的食物，例如咖啡、茶、蘇打水、巧克力、酒精，以及油膩、辛辣和高脂食物。

　　約 6 週過後，地中海飲食組的人減輕不舒服症狀的程度，比服用

藥物組的人來得更好，症狀約減少了 63%。

為什麼高纖維是低酸食療的主軸之一？

所謂的膳食纖維，是碳水化合物的其中一種，它僅存在於天然的植物性食物裡，例如蔬菜、水果、穀物、豆類等，具有食用後不容易被消化的特性，在人體胃腸道的健康中扮演非常重要的角色。那麼它和胃食道逆流有什麼樣的關聯呢？

根據流行病學研究，發現胃灼熱的頻率和膳食纖維的攝取量呈現負相關，也就是纖維吃得少，胃灼熱發生的次數也會比較多。平日飲食纖維攝取偏少，會影響胃腸的蠕動，拉長胃排空的時間，因而被認為可能提升胃食道逆流的風險。此外，也有人主張由於膳食纖維清能除胃中的亞硝酸鹽，降低一氧化氮合成的能力，所以可能進而導致下食道括約肌的壓力下降，不過這種說法目前還未得到臨床證實。

2018 年發表在《World J Gastroenterol》期刊上的一篇文獻則說，研究人員招募了 36 位膳食纖維每日攝取量少於 20 克的胃食道逆流患者，讓他們仍照著之前的飲食，僅在每天三餐前或餐後補充 5 公克的洋車前子纖維補充劑，透過 24 小時 PH 阻抗監測發現，無論是胃食道逆流次數或每週出現胃灼熱的次數與症狀都減輕了。

世界胃腸病學組織（WGO）針對胃部灼熱這個議題，也提出應攝取富含纖維食物的建議，但關於纖維改善胃食道逆流的機制，至今尚未明確。

但若是就膳食纖維與進食和消化之間的關係來看，應該也有一些脈絡可循。膳食纖維依據溶於水的難易度分為「水溶性纖維」和「非水溶性纖維」兩種，前者能與食物中的水分結合，增加胃腸道內的食物體積，因此讓人容易產生飽足感，也有調節血糖的好處，能避免一下子吃得太多太快；另一方面，非水溶性纖維雖不溶於水，卻能促進蠕動、加快胃部食物通過腸道的速度。所以，這兩種纖維的特性或許可說是間接減少胃食道逆流機會的原因之一。

健康保胃戰！如何正確攝取纖維？

想要獲得纖維好處，並不是一味地大量攝取就好。根據衛福部建議，一般成人每日約需吃到 25 ～ 30 克的纖維，要是攝取過量不僅會讓排氣次數或是容易脹氣變多，也會影響體內維生素與礦物質的吸收效果。此外還要注意：

1. 不宜突然間大量攝食

儘管纖維在減輕胃食道逆流症狀與促進消化道健康方面有益處，但短時間內過量添加，也會進一步加劇不適、刺激腸蠕動，引發腹鳴、腹脹或腸痙攣。以前我自己就曾碰到有病人為了實踐高纖飲食，每一餐都努力吃下超過三百公克的蔬菜，結果反倒出現脹氣問題。

也就是說，假使你過去纖維質的攝取總是不夠充足，現在想要積極補充，那麼也別一下子吃得太多，應漸次增加好讓腸胃有時間適應。譬

水溶性膳食纖維 vs. 非水溶性膳食纖維

	水溶性膳食纖維	非水溶性膳食纖維
特性	可溶於水，且大部分的水溶性纖維都可被大腸中的細菌發酵，消化時會和食物形成凝膠狀物質。 能延緩胃排空、增加飽足感與糞便量，平衡體內糖分。	不溶於水，吸收水分後會膨脹。 有助軟化糞便，刺激蠕動、預防便秘；縮短食物及其殘渣通過腸內的時間，改善腸胃道功能。
型態	植物膠、果膠、黏質醣、海藻膠、寡醣等	纖維素、半纖維素、木質素、植物表皮質、幾丁質（甲殼素）等
食物代表	1. 豆類、燕麥、大麥 2. 昆布、海帶等海藻類 3. 洋車前草 4. 秋葵、木耳、蘆薈、牛蒡、南瓜 5. 木瓜、柑橘	全穀類、蔬菜、種籽及麩皮中最為常見。 1. 小麥胚芽、糙米、燕麥、馬鈴薯 2. 蘋果皮、芭樂 3. 菠菜、花椰菜、紅蘿蔔、洋蔥、菇類
效果	熱量低，比方蔬菜雖有醣類，但由於以膳食纖維居多，相對熱量也少，是控制體重的好幫手。 大自然中的蔬果往往同時具備水溶性和非水溶性兩種，例如蘋果皮是非水溶性，蘋果肉是水溶性，連皮帶肉一起吃可達到最好的效果。	

如，當每天的蔬菜量最低標應吃到 1.5 碗，但以往可能連半碗都不到時，可以先從增加至一碗開始，適應幾天後再逐漸補足。如果發現自己吃了纖維後感到腹脹、不舒服，那麼就把增加攝取量的速度再放慢些。

2. 多元攝取、分佈於各餐食用

有鑑於單純只從蔬菜獲得的纖維量可能還是不太夠，建議大家廣泛從各類植物性食材攝取。不過在嘗試轉換成高纖時，可採取每週為間隔的方式，慢慢改變以前低纖的飲食習慣，例如這一週在三餐之中添加水果或蔬菜，下一週再把白麵包換成全麥麵包等。

一整天人體所需的膳食纖維，應分散在每餐之中，而非透過一頓飯來獲得。舉例來說，早餐可改點蔬菜蛋餅，將奶茶改為豆漿；午餐吃麵時加點一份青菜或海帶；下午吃半顆芭樂；晚餐時將精製的白飯替換成混合糙米或燕麥的飯等等。

3. 要使纖維發生作用，必須補足水分

攝取高纖食物的同時，補充足夠的水分也很重要。纖維質在腸道形成糞便的過程中會吸走大量水分，如果只是拼命地攝取纖維，水分卻不足，反而會讓糞便越來越乾、越來越硬，增加解便的困難，肚子也很容易脹氣、不舒服。

每人每天應補充的水分，可以「每公斤體重 30 ～ 40c.c.」來計算，即 50 公斤的成年人每天要喝 1500 ～ 2000c.c.，其中一半以上必須是白

開水。覺得「開水沒味道」想喝其他飲料的人，一般無糖的咖啡或茶可以占一半，或將檸檬切片泡水飲用，或是搭配無糖的花果茶、綠茶、養生茶。但有腎結石的人，無糖的咖啡或茶只能占每天水分的三分之一，剩餘三分之二則以白開水為主。而以上所說的水分都不包含湯，外食的湯都太鹹了，不利於身體代謝。

一天喝水量究竟夠不夠，也可觀察尿液來判斷，要是尿色為淡黃或透明如水狀時，代表喝的水夠了；但如果明顯呈黃色，就表示還要再增加水分的攝取囉！

此外，由於養胃不宜邊吃飯邊喝水，飯前 30 分鐘前後也不建議狂喝水（口渴時可小飲）。因此，應經常提醒自己平日每兩小時喝水一次，不要忙到用餐時才想到還沒有喝水而一次喝很多。忽略自己口渴的訊號是不對的，一旦時間久了身體會習慣，但是不代表身體健康不受到影響，有時下午感到疲憊或頭痛，也都跟水喝太少有關。

天然膳食纖維來源 get ！營養師推薦食材
全穀雜糧類

主食應以粗糧為主，也就是包括麩皮、胚芽、胚乳的完整穀粒的全穀類，以及豆類、根莖類食物。舉例來說，分別用白米和糙米煮成重量相同的一碗飯，糙米所含的纖維是白米飯的 5 倍之多；還不習慣糙米口感的人，煮白飯時加入薏仁、紅豆、燕麥、紅藜麥等全穀雜糧一起煮，也是增加纖維的好方法。

另外，像是地瓜、芋頭、南瓜、馬鈴薯、菱角、玉米、蓮藕及山藥這些可提供人體主要熱量的來源也都含有纖維，建議可用來取代部分平日過於精製的澱粉類主食。不過要注意，因為它們同時含有不易被人體消化吸收的多醣類，所以過量攝取可能也有容易產氣的問題。

　　相同重量下，含有全穀粉的吐司和白吐司相比，膳食纖維的含量近1.5 倍；與菠蘿麵包相較，則高達將近 5 倍。所以不妨從早餐下手，把白吐司、白麵包改成全麥吐司和雜糧麵包等。可是，在選購全麥製品時要特別注意，並不是外觀顏色呈現或接近棕褐色的就是全麥製品，有些店家是加紅糖或焦糖色素製成，有些則是在成分裡添加麩皮，讓人吃起來有顆粒感、較粗糙，和使用完整穀粒磨成的粉製成的產品完全不同。比較理想的判別方法是查看成分標示，全穀產品宣稱及標示原則：固體產品所含全穀成分占配方總重量百分比 51% 以上，始可以全穀產品宣稱，若產品中單一穀類占配方總重量百分比 51% 以上，可以該穀類名稱進行產品命名（如：全麥○○、全蕎麥○○等）。

全穀雜糧類的飲食 Tips

1. 以糙米飯、五穀飯、十穀飯來看，雖然都屬於所謂的高纖食物，但糙米的纖維含量通常會比起綜合的十穀米飯來得較好，因為糙米的外殼就是纖維質來源。而市售的五穀米和十穀米，有人在攝取後易發生脹氣，可能是因為對其中某些成分不容易消化的緣故（例如混了糯米）。建議你可先把主食

以糙米替換吃吃看做起。

2. 根莖類食物每逢颱風過後菜價飆漲就備受主婦歡迎，推薦大家日常就應多運用在料理中，例如做成南瓜蒸飯、南瓜炒米粉、地瓜稀飯、山藥排骨湯、芋頭西米露，富含纖維的它們，都能讓身體的飽足感更持久些。

3. 與其選擇手搖飲、蛋糕餅乾當做點心，食用紅豆湯、綠豆湯、紅棗蓮子甜湯或是糖炒栗子，既高纖又健康。

4. 有機會自己開伙時，簡單用排骨或雞肉為湯底，再加入蓮藕、牛蒡、玉米或菱角燉煮，就是能延長飽腹感的高纖湯品。

豆類及豆製品

豆類向來又有「植物肉」之稱，除了因為它含有豐富蛋白質、脂肪含量低之外，也因為其具備了高纖的特色，所以很適合減重者多多利用，例如用來煮湯、燉菜、加進沙拉中，或是和米、麵等主食同煮。豆類食物中又以未經加工的乾豆類纖維量較多，加工過的豆干纖維質不到黃豆的 1/4，而豆腐的纖維質與豆干相比較則又更少了。

豆類及豆製品的飲食 Tips

1. 將帶莢的毛豆一碗，放入水中煮熟，直接吃或加少許鹽調味，很適合做為兩餐之中飢餓時的營養補給。

2. 盡量以豆類的植物性蛋白質，例如黃豆、毛豆、豆干、豆漿、

豆腐等來代替肉類，降低飽和脂肪的攝取量。建議可將每週兩次的肉類料理改以豆類烹調，就能提升纖維量。

蔬菜類

所有蔬菜均含有膳食纖維，因此每天三餐務必都要吃到。雖然同樣是蔬菜，但是膳食纖維含量也會有差異。一般必須咀嚼較久的葉菜類，纖維含量多，而菜梗的纖維又多於菜葉，例如番薯葉、空心菜、青江菜、菠菜、芥藍菜、花椰菜。若是小黃瓜、冬瓜、絲瓜、櫛瓜等瓜類，或是大多用來生吃的萵苣類，水分含量多，纖維含量比起葉菜類則較少。

通常講到高纖蔬菜，大家往往都會想到一些帶絲、很粗硬的芹菜或竹筍。但蔬菜並不是越粗糙才代表膳食纖維越多，吃起來帶有黏稠感的海帶、菇類，也含有很豐富的水溶性纖維呢！菇類不僅是水溶性纖維含量很高的蔬菜，亦有助於人體膽固醇的代謝，含有的多醣體也是防疫小尖兵。

由於蔬菜經過加熱煮熟後，體積會縮小，因此同樣一碗燙青菜會比一碗生菜的纖維量來得較高。如果是煮熟後的蔬菜，每天應至少攝取 1.5 碗，換算成生菜則大約為 3 碗。另一方面，要想吃到足夠的膳食纖維，通常攝取煮熟的青菜也會比生吃更容易大量食用。而膳食纖維並不會因為物理性的處理方式流失，因此，無論是切得較細碎或是經久加熱，都不會受到破壞。

值得留意的是，確實有部分蔬菜吃多了也比較容易引發脹氣，像是

花椰菜、韭菜、洋蔥、白蘿蔔、青椒、高麗菜等等。特別是被認為是絕佳抗氧化食物的十字花科蔬菜，因含有硫與棉子糖成分，會在參與消化作用時製造氣體。容易腹脹的人，應盡可能避免在某一餐裡攝取太多高麗菜或花椰菜，並降低食用同一類蔬菜的頻率，適量攝取葉菜類、花菜類、根菜類、豆菜類、菇類、海菜等各種蔬菜，多樣化的變換種類才是均衡又健康的吃法。

蔬菜類的飲食 Tips

高纖維飲食應以每日攝取 25 ～ 30 公克的膳食纖維為目標。

1. 要多吃蔬菜其實不難，可以先從早餐做起，比方三明治裡多夾上幾片生菜或小黃瓜，或是加上大番茄切片也是一種方法。

2. 將蔬菜切丁放進蛋汁裡煎成蛋捲。對於需要咀嚼較久的菜梗，切末後加肉丁快炒，或加到麵食、湯品同煮，或者是做成蔬菜燉飯，都有助增加攝取量。

3. 多利用金針菇、舞菇、柳松菇、秀珍菇、香菇等菇類入湯，能幫助輕鬆攝取高纖。以乾香菇為例，只要 2 朵即可補充 3 公克纖維。

4. 綠花椰的營養價值與抗氧化能力都很高，10 朵就能得到 3 公克的纖維。

5. 五根秋葵能提供 2.2 公克的膳食纖維，非常適合涼拌，汆燙後淋上日式醬油，灑上柴魚片，便是一道很有風味的日式小菜。

6. 深綠色葉菜類的膳食纖維，比顏色較淺的蔬菜含量更高。

7. 海帶、海藻類食物也是蔬菜的一種，豐富的水溶性纖維有助腸道健康，平常不妨多多拿來利用變化，例如滷海帶、用海帶芽煮味噌湯、排骨加入海帶結一起熬湯，或是涼拌海帶絲、用九層塔炒海茸。

8. 烹煮肉類或葷食，盡量運用蔬菜當成配菜或煮成「半葷菜」，像是燉肉、煮湯時加入洋蔥、番茄、紅蘿蔔等，用番茄或菠菜炒蛋、洋蔥絲炒肉、烤雞肉時加甜椒和西洋芹，達到增加纖維量的飲食目標。

水果

「都說多吃蔬菜水果好，如果想得到豐富纖維，用蔬菜取代水果也可以吧？」事實上，各種水果間的纖維含量差異頗大，有些甚至比很多人想像的來得少。比方說吃起來明顯可感受到果肉纖維的鳳梨，與口感Q軟細緻的釋迦相比，纖維含量還不及後者的 1/2，可見不能用單一口感判斷。通常含水分較多的瓜類水果，相對而言所含的纖維較少。

若與蔬菜相較，水果提供的膳食纖維其實比較不理想，加上它含有較多糖分，熱量也較高，因此適量攝取即可，也不可用來替換蔬菜。

水果的飲食 Tips

1. 水果纖維質較高的部分多存在於外皮，例如蘋果、水梨、

葡萄、棗子等等，建議可連皮吃的水果應盡量洗淨，連果皮一起食用。

2. 橘子、柳丁外皮與果肉間的白色「橘絡」，是很好的膳食纖維來源，可別剝掉了。

3. 果汁不能取代水果。選擇天然的完整水果，比飲用通常已經過濾渣的果汁更能攝取豐富纖維，一般來說，整顆水果比一杯果汁所帶來的膳食纖維，約為兩倍之多。

4. 要特別注意加工製成的水果乾，大多都有含糖量較高的問題，且容易一口接一口不小心攝取過量，淺嚐即止。

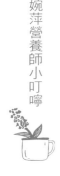

婉萍營養師小叮嚀

外食族如何補足纖維質缺口，減少酸害？便利商店菜單推薦

　　說到便利商店補充纖維的蔬菜，大家最先想到的是不是生菜沙拉呢？這一類萵苣生菜含量較高的其實是水分，加上體積較大，導致大家都以為自己吃進了不少纖維。如果希望獲得比較多的膳食纖維，不妨挑選關東煮的茭白筍、杏鮑菇、玉米筍、玉米或地瓜，以及另外添加膳食纖維的飲品如高纖豆漿。

常見植物性食品膳食纖維比一比

（以 100 公克計）	小於 2 公克	2～3 公克	大於 3 公克
全穀根莖類	油麵、拉麵、饅頭、白飯、馬鈴薯	胚芽米、薏仁、芋頭、白吐司、甘薯	糙米、玉米、蓮子、菱角、蓮藕、小麥、燕麥片、小米、綠豆、紅豆、花豆、全麥吐司
豆類	豆腐、豆腐皮	豆漿	小方豆干、黃豆、黑豆、毛豆
蔬菜類	小白菜、絲瓜、蘆筍、番茄、洋蔥、冬瓜、苦瓜、綠豆芽、韭黃、芹菜、高麗菜、白蘿蔔	空心菜、花椰菜、茭白筍、菠菜、龍鬚菜、油菜、芥蘭、莧菜、敏豆、苜蓿芽、胡蘿蔔、竹筍、金針、海帶	黃豆芽、鮮香菇、鮮洋菇、金針菇、牛蒡、韭菜、青椒、四季豆、甘藷葉、綠花椰、黑木耳、黃秋葵、紅鳳菜
水果類	蘋果（去皮）、香瓜、哈蜜瓜、水梨（去皮）、李子、西瓜、蓮霧、楊桃、草莓、葡萄柚、甘蔗、文旦、鳳梨、水蜜桃、櫻桃、芒果	海梨、奇異果、桃子、木瓜、荔枝、香蕉、梅子、釋迦、酪梨	西洋梨、柳丁、榴槤、百香果、紅棗、黑棗、蘋果（連皮）、芭樂、水梨（連皮）、龍眼、香吉士、柿子
堅果及種子類		腰果	開心果、核桃粒、黑芝麻、杏仁果、松子、花生、山粉圓

一日高纖菜單

餐次	低纖飲食		多纖飲食	
	菜單	纖維量	菜單	纖維量
早餐	白吐司 2 片 漢堡肉排 1 片 荷包蛋 1 個 奶茶 1 杯	2g	《全麥三明治》全麥吐司 2 片、里肌肉一片、苜宿芽、大番茄 2 片 豆漿 330ml	11.8g
午餐	《排骨便當》白飯 1 碗、滷排骨 1 片、豆干 1 塊、高麗菜、酸菜、辣蘿蔔無糖綠茶	2.2g	糙米飯 1 碗 烤鮭魚 100 公克 海帶一盤、地瓜葉一碟 奇異果 1 顆	9g
午點	蜂蜜蛋糕 1 片	0.6g	紅豆湯 1 碗	4.7g
晚餐	《烏龍麵》烏龍麵條 220g（1 球）、蛋 1 顆、魚板 1 片、肉片 2 片、蝦子 1 隻、小白菜 3 片香瓜 1 顆	3g	燕麥飯 1 碗 杏鮑菇牛蒡雞湯 芭樂 1/2 個	7.5g
總計	7.8g		33g	

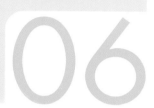

低酸食療的
蛋白質攝取指南

　　蛋白質是組成我們身體的主要成分之一，它是幫助身體生長和組織修復的關鍵營養素，對於生長、發育和癒合至關重要。舉凡我們身體的頭髮、指甲、皮膚、器官、骨骼、肌肉、神經等等，都是由蛋白質所構成的。

　　而在六大類食物裡，主要提供人體蛋白質的則有「豆魚蛋肉」與「奶類」。臨床上經常看到愛美怕胖的年輕族群，或講究清淡養生的中年人，往往刻意避開肉類，導致蛋白質攝取不足，還有許多年長者總是說「年紀大了不用吃這麼多肉」。

　　這邊首先要釐清兩個概念：

1. 如果缺少了胃黏膜的保護，胃部本身會受到損傷，胃黏膜正是由蛋白質構成。所以必須攝取足夠的蛋白質，黏膜才能好好被修復，免疫系統也才能正常運作。

2. 每個人一天要吃多少蛋白質，並非用年齡來看，而是根據體重，它不像醣類是必須跟著年齡增長、活動量下降而逐漸減少攝取量的。一般活動量中等的健康成年人，50 公斤的人一天應吃到 7 份、60 公斤為 8 份（計算方式是體重除以 10，再加 2）。所謂一份，是以蛋白質為 7 公克計算，且是從豆魚蛋肉類食物中獲取得到。

　　所以，攝取充足的蛋白質且選擇有助於消化吸收的種類，對維護胃部健康而言尤其重要。假使你的胃食道逆流是肇因於肥胖，在藉由進行減重使症狀獲得舒緩的同時，也吃進了足夠的蛋白質，那麼就能確保身體擺脫的是脂肪，而不會連肌肉都一併流失了。

一日蛋白質份量建議

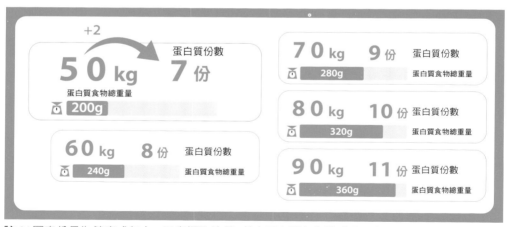

註 1：圖表份量為健康成年人一天應攝取的量，其中蛋白質食物總重量不含骨頭和魚刺。
註 2：有特殊疾病與狀況的人不適用，例如肝腎疾病患者及孕期婦女。
註 3：蛋白質 1 份＝盒裝嫩豆腐 1/2 盒＝超商常見的無糖豆漿 450ml 半盒＝雞蛋 1 顆＝鮮奶 1 杯（240cc）＝肉塊或肉絲裝滿 1 大湯匙＝一般便當裡的腿排約 1/2 塊

蛋白質種類怎麼選？

　　然而，「正確選擇」這件事非常關鍵！因為的確有一部分的蛋白質飲食，可能會引起胃酸逆流和胃灼熱等不適。而「豆魚蛋肉類」指的是以下四大類食物：

1. **豆類**：被歸類在蛋白質的豆類，和澱粉含量較高的紅豆與綠豆不同，也和豌豆莢、四季豆等蔬菜豆不一樣，是指黃豆、黑豆、毛豆、茶豆，以及豆子磨成漿後再衍生而出的各種相關製品，例如豆干、豆腐、豆漿、豆皮、天貝等等。這是蛋白質食物中唯一的植物性來源，含有較少的飽和脂肪，且不含膽固醇，也能吃得到膳食纖維。至於常見的素料，如麵腸、麵筋、烤麩等，因為有容易吸油的特性，烹調時要特別注意。

2. **魚產海鮮**：包含魚類及甲殼類、貝類、軟體頭足類海鮮，例如蛤蜊、蝦子、小卷、海參、烏賊、章魚、透抽等。

3. **蛋類**：主要是指家禽動物的蛋品，其中又以雞蛋最普遍。含有優質蛋白質的是蛋白部分，蛋黃則提供了豐富的維生素 A、B 群、E、鐵質和卵磷脂。

4. **肉類**：雞、豬、牛、羊、鴨等肉類，以及其內臟和製品，是屬於能滿足人體對必需胺基酸需求的「完全蛋白質」，也是含有較多脂肪的蛋白質食物。通常豬、牛、羊等畜肉的脂肪含量高於禽肉，應選擇較瘦的部位並去皮，優先食用白肉，紅肉適度攝取即可。

低酸護胃的蛋白質到底吃哪些好？先說大原則：包括大豆蛋白、豆類與豆製品、魚類、貝類、去皮家禽、瘦牛肉與豬肉、低脂乳製品，都會是相對較為理想的選擇，且應避免攝食加工肉品。難以消化的食物，代表在胃中的停留時間更長，將增加胃酸逆流的風險，而這些食物最終也可能會在腸道中發酵，使得胃腸產生大量氣體，導致脹氣，讓胃酸逆流的不適更加惡化。

養好胃，避吃高脂肉類

　　包含牛、羊、豬、雞、鴨、鵝等動物肉，是高生物價的蛋白質，也就是好的蛋白質，能夠滿足身體對必需胺基酸的需求。但是，肉類因含有脂肪，本就容易刺激胃酸分泌；若又選擇了油脂含量較高的種類，導致胃排空時間變長，雖然能有比較好的飽足感，但也會造成胃酸分泌過量或胃痛等症狀。

　　紅肉通常具有較高的脂肪含量，例如牛、豬、羊肉。然而，同樣是豬肉或雞肉，因為部位不同，油脂含量也有頗大的差異。脂肪含量較多的地方，當胃脹或有疼痛時都不適合吃，像是：

1. 肉中夾著白色油脂的蹄膀、三層肉、梅花肉、豬腸、培根，均勻分布油脂的霜降肉或帶有「大理石紋」的牛羊排，以及雞翅、雞腳等不宜常吃。

2. 眼睛一看就能辨別的脂肪，比方說雞皮、鴨皮、豬皮等各種肉類的皮，需先去除後再食用。

胃部功能不佳者，平時應選擇瘦肉多、較少油脂的部位，盡可能將高脂肉類的比例降到最低。多選擇脂肪含量較少的肉類食用，例如海鮮與雞肉便優於豬、牛肉；里肌肉更勝五花肉；而牛腿肉、牛腱，比起牛腩或牛小排的脂肪與熱量都來得較少。

別忽略蛋白質中的隱藏性脂肪

　　有人說：「這一餐只吃水餃，沒肥肉又多了蔬菜，但胃怎麼還是不舒服？」這是因為內餡裡的絞肉也是高油脂家族的一員呀！我們要攝取的是「優質蛋白質」，但有些食物的蛋白質含量其實並不高，還含有不少油脂，並不能算是優質的蛋白質食物喔！譬如：

1. 水餃、包子裡的五花肉餡

2. 乾麵上的肉燥澆頭

3. 百頁豆腐、油豆腐泡、紅豆枝、油豆皮、蘭花干

4. 目前市面上多數奶精或奶油球的主要成分為植物油（或氫化植物油）、玉米糖漿、酪蛋白、香料等。加奶精，基本上是加「油」，而不是加「奶」。

5. 肉鬆，肉的成分少，大多充斥著油脂與糖分

6. 香腸、火腿、熱狗、貢丸、魚丸、鱈魚丸、魚板、火鍋餃類等加工品，多以澱粉與調味粉或絞肉製成

7. 雞翅膀、豬腳，含有較多膠質

8. 魚肚、魚皮、魚卵、烏魚子、蟹黃

食用蛋白質，應以植物性為優先

　　基於維護整體健康的理由，建議食用時以「豆、魚、蛋、肉」的排序來做為選擇順序，也就是以能提供植物性蛋白質的豆類為第一優先，避免攝取蛋白質的同時又吃進過多脂肪，特別是可能增加心血管疾病風險的飽和性脂肪。

　　那麼，究竟選吃植物性或動物性食物蛋白，對胃酸逆流會有什麼樣具體的影響嗎？我們不妨從 2018 年發表在《Gastroenterology Research and Practice》期刊的一篇論文來看看。研究團隊招募了 165 例胃灼熱患者，在實驗時每天要吃總熱量約為 1694 大卡的地中海式飲食，且一餐蛋白質以動物性蛋白為主要成分，另一餐則換成植物性蛋白。在餐後的頭一個小時，研究人員透過 24 小時 PH 阻抗監測分析，發現受測對象吃完植物性蛋白為主的這一餐，發生胃食道逆流的次數較少；攝食動物性蛋白餐後引發胃灼熱的頻率，則比植物蛋白這一餐高出兩倍之多。

烹調少用油、勿長時間加熱

　　當選擇了較為低脂的蛋白質後，記得還得搭配正確的烹調，也就是減少油炸、油煎的料理方式。例如雞蛋若是做成口感滑嫩的歐姆蛋、烘蛋或美式炒蛋，都必須使用到大量的油，並非理想選擇。

　　另外，蛋或肉類食物若反覆加熱，不僅口感會變差，其含有的蛋白質結構也會變得更緊密，導致將更難消化。同樣以蛋為例，經過長時間烹煮的滷蛋、茶葉蛋，質地因為比較 Q 硬，建議犯胃痛時就不要再吃

了，改吃蒸蛋或少油版的炒蛋比較安全。那麼，假使選擇喝用肉類長時間熬煮的濃湯，是否也能達到補充蛋白質的效果呢？答案是「無法」！肉湯裡所含有的蛋白質不如肉本身來得豐富，單喝湯而少吃湯料，是沒辦法補到蛋白質的。

吃豆不脹氣，建議先泡再煮或改吃豆製品

某些人豆類一吃多便容易有腹脹或或放屁現象，是由於當中含有棉子糖和水蘇糖等不易被人體消化的寡糖成分使然。因人體分解此類寡糖的消化酵素較少，當進到大腸之後被腸中細菌分解時，便會產生氫氣、甲烷、二氧化碳等氣體，如果氣體又滯留在腸道，就會導致脹氣。差別在於有些人體質較敏感，可能一吃就容易排氣，有的人則是要吃到一定程度的量或一下子吃太多，才會感到不舒服。

除了避免一次大量攝取之外，藉由浸泡讓部分寡糖溶於水中，將水倒掉後再烹調，也能改善這種情況。蒸煮或是加工製成豆漿、嫩豆腐等豆製品後，寡糖含量也能減少，相對容易被消化。

至於以黃豆蛋白或麵筋為原料，經過較多加工製程及添加較多油脂的百頁豆腐，容易刺激胃酸，應盡量少吃。此外要注意，一般常見的素料如麵腸、麵筋、烤麩、麵輪等，因製品本身有容易吸油的特性，所以有時食用後若發生胃部不適，可以檢視是否因料理過程吸收了較多烹調用油所導致。

也曾有病患發現自己喝了豆漿後容易引發脹氣，這可能是因為濃度

較高，或是買到額外添加菊苣纖維的產品。建議可多注意市售包裝豆漿的成分，或者選擇較淡的豆漿。

胃痛時，不宜吃的魚和海鮮有哪些？

前面提到魚肉海產類，也包含了蛤蜊、蝦子、小卷、花枝、海參等海鮮食物在內。它們所含有的蛋白質一般而言較容易分解，加上油脂含量相對低，原則上不易引發脹氣。但假如你有胃部疼痛的問題時，代表目前的消化能力不佳，這時就不建議再吃花枝、魷魚等口感較具韌度的海鮮種類了。

看到這裡，大家應該都了解到低酸食療中「高油蛋白質應少吃」這個觀念了吧！那麼，像是鮭魚、鯖魚、秋刀魚等油脂含量較高的深海魚種，到底適不適合呢？這些食物停留在胃中的時間長，相對較有飽足感，但確實也曾有吃完高油脂魚類會發生脹氣或是打嗝的個案。不過，這些魚油也是多元不飽和脂肪酸 DHA 和 EPA 的良好來源，對身體有不少益處，平常可適量食用，但正處於疼痛、不舒服狀態的人最好就避開囉！

預防酸害的低脂蛋白質食物

以下每份食物熱量為 55 卡，含有 7g 蛋白質，脂肪少於 3g，是平時可做為一日蛋白質攝取來源的主要低酸飲食

豆蛋類	魚類	肉類
黃豆 (20g) 黑豆 (25g) 毛豆 (50g) 無糖豆漿 (190ml) 豆包 (30g) 干絲 (40g) 麵腸 (35g) 雞蛋白 (60g， 約兩顆蛋)	蝦米(15g)、小魚干(10g)、 蝦皮(20g)＊ 鰹魚、鮪魚 (30g) 一般魚類 (35g) 蝦仁 (50g) 草蝦 (30g) 花枝 (40g) ＊ 章魚 (55g) ＊ 牡蠣 (65g，約 8 個) 文蛤 (160g，約 20 顆)	豬大里肌 (35g) 牛腱 (35g) 牛肚 (50g) 雞里肉、雞胸肉 (30g) 雞腿 (40g) 雞肫 (40g) ＊ 雞肝 (40g) ＊ 豬肝 (30g) 豬心 (45g) 豬血 (110g)

※ 以上份量皆指食材可食部分生重；標註＊者，代表膽固醇含量較高。

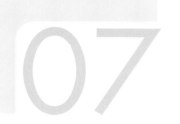

低酸食療的
碳水化合物攝取指南

　　之前有胃功能不佳的朋友詢問，因為工作關係要到處跑來跑去拜訪客戶，常錯過用餐時間怕空腹胃不舒服，所以都會到超商買地瓜墊墊肚子，「人家不是都說地瓜是護胃食材嗎？為什麼我每次吃完後都會明顯感覺胃酸增加，反而更不舒服？」

　　提醒容易有消化不良或胃酸逆流的人，所謂「護胃」的健康食材，例如地瓜、南瓜、山藥等等，都是澱粉質含量高的食物，會刺激胃酸分泌，尤其是空腹時攝取更不適合！

什麼是好醣？什麼是壞醣？

　　食物中的碳水化合物，又稱為醣類，是組成健康飲食很重要的一部分。它在生理運作上扮演的角色，主要是為人體提供葡萄糖，葡萄糖再轉化成能量以維持身體的功能和活動所需。舉凡在各種全穀根莖、蔬

菜、水果和奶製品中發現的糖、澱粉及纖維，都是碳水化合物。就連糖果、碳酸飲料、糖漿也都含有碳水化合物，但這些食物都是經過加工程序且以精製的糖所製成，並不包含維生素、礦物質或纖維等營養。

依據化學結構及糖吸收和消化的速度，碳水化合物又可分為簡單和複合兩種，一般而言，簡單碳水化合物的消化和吸收，會比複合碳水化合物來得更快更容易。前者由構造較簡單的一兩種糖組成，例如白米、麵條、白麵包、餅乾、蛋糕等，能快速提供足夠熱量；複合型碳水化合物由三個以上的醣和纖維組成，營養成分相對完整，進入人體後因為需要花時間分解所以消化較慢，像是天然的全穀雜糧類、蔬果等等。儘管複合碳水化合物通常是比較好的選擇，但含有簡單碳水化合物的食物未必不好，例如水果和牛奶／乳製品也包含一些簡單的碳水化合物，可是它們同樣也含有對人體重要的營養，和其他同屬簡單碳水化合物的食物，例如餅乾和蛋糕等等，有很大的不同。

那麼，飲食有「好醣」和「壞醣」之分嗎？如果我們以整體的營養價值來看，某些富含碳水化合物的食物，確實相對會比另外一部分食物要來得好。

1. 「好醣」：攝取碳水化合物的健康來源，包括未加工或加工程度低的穀物、蔬菜、水果和豆類，能供給維生素、礦物質、纖維和許多重要的植物營養素。

2. 「壞醣」：較不建議多吃的碳水化合物食物來源，包括糕點、餅乾、炸薯條、市售包裝薯片、含糖飲料、碳酸汽水和其他經高度加工的

食品。這些過於精製的碳水化合物被認為和肥胖、心臟病、糖尿病及代謝症候群相關，應少吃。

如何分辨好醣與壞醣？

	「好」碳水化合物	「壞」碳水化合物
熱量	低或中等	高
營養成分（維他命、礦物質、植化素）	高營養	營養成分低
精製程度	不含精製糖和精製穀物	充滿精製糖，例如玉米糖漿、白糖、蜂蜜和果汁 高精製穀物，如白麵粉
天然纖維	高	低
鈉含量	低	高
飽和脂肪	低	有些含高飽和脂肪
膽固醇和反式脂肪含量	極低或沒有	有時含量較高

碳水化合物如何造成胃不適？

攝取碳水化合物食物，為何會產生胃酸多、脹氣等現象？

1. 缺乏細嚼慢嚥是其中一個原因。我們在前面有提過，如果食物在入

口後就沒有被充分咀嚼，到了胃部沒有可消化醣類的澱粉酶，胃酸只能處於空轉，造成負擔。

2. 另一個原因是可能吃了某些含有較豐富纖維的澱粉食物，比方有些人食用地瓜後容易脹氣或放屁，正是因為它富含人體無法消化吸收的寡糖。

3. 若選擇以粽子、披薩、油飯、蔥油餅這一類食物果腹，既含有大量澱粉再加上油脂，將使消化系統的工作變得更加辛苦。

4. 大多數市售、用已去除麥糠和胚芽的小麥麵粉製成的麵包，相對也添加了較高比例的油和糖，容易刺激胃酸或產氣。而這也和麵包發酵的方式有關，像是一般使用天然酵母和老麵長時間發酵的歐式、裸麥或法國麵包等，比較不易發生不舒服的症狀，若與一般日式或台式麵包相比（如柔軟好入口的紅豆麵包等），會是更好的選項。假使原料採用品質較好的天然奶油和橄欖油，而非人工油脂，也較能避免胃酸倒流。

「限制碳水化合物攝取量」有助改善症狀

針對有胃酸過多或逆流的人，建議可將澱粉量降低觀察看看。

一項 2006 年發表的文獻指出，研究人員讓肥胖的胃食道逆流疾病患者改採「每天低於 20 克」的低碳水化合物飲食後，再經 24 小時食道內酸鹼度測定檢視，發現受測者在食道遠端胃酸暴露的狀況明顯減少，症狀也獲得了緩解。

另一個來自愛爾蘭的研究，則探討了澱粉和纖維的攝取量，與逆流性食道炎、巴瑞特氏食道及食道腺癌之間的關聯。結果顯示逆流性食道炎與澱粉攝取量呈現正相關，也就是澱粉吃得多，逆流性食道炎也越容易發生。纖維攝取的多寡，則和巴瑞特氏食道、食道腺癌的風險呈負相關。食道腺癌和碳水化合物的總攝取量成反比，但會與高 GI 值（食物升糖指數）成正比。

還有一個台灣所做的小型研究指出，即使是採取流質飲食，碳水化合物含量的高低同樣有影響。研究團隊將相同體積、碳水化合物比例不同的兩份餐點：（A）含有 84.8 克碳水化合物、（B）含 178.8 克碳水化合物，隨機於午餐或晚餐時供應給胃食道逆流患者，發現當碳水化合物攝入的份量較多時，受試者發生胃酸逆流的症狀會更頻繁。

不過，到底該減多少才合適？由於每個人對碳水化合物的耐受度並不相同，適用他人的未必適合你，唯有落實且逐步嘗試後才能找出一套符合自己的模式。就如同上述第一項研究所提到「每天低於 20 克」的低碳水化合物飲食，是對身體新陳代謝會造成重大影響、十分嚴苛的一種作法，需要經過專業評估才能進行。

建議大家多留意自己每天吃下的碳水化合物種類，尤其應注意精緻澱粉的攝取，最好盡可能降低比例。比方說，同樣都是米食，糙米飯／五穀飯優於白飯，白飯又優於磨成米穀粉（漿）後再製作的米製品。挑選越接近原始型態的食物越好，但這不代表原型食物就可以多吃，任何再健康的食材都需要考量「適量、均衡」。

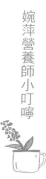

哪些食物含有碳水化合物？

　　存在大部分的食物之中，唯肉類、魚肉和部分海鮮與油脂類極少，就連醬料都有喔！

1. **主食類**：米飯、麵條、冬粉、麵包、麥片、穀類，以及麻糬、湯圓、米苔目、肉圓、糯米腸、碗粿、蘿蔔糕等米製品
2. **富含澱粉的植物性食物**：地瓜、芋頭、玉米、馬鈴薯、豆類等
3. **蔬菜、水果與果汁**：任何含有水果或是果汁的食物也包括在內
4. **堅果、種子類食物**：少許醣類
5. **牛奶**：含有乳醣也是醣類的一種，任何含有牛奶的食物都是，包含各式乳製品、冰淇淋、優格等等
6. **甜食與含糖食物**：蛋糕、糖果、甜餅乾、蛋捲、糕餅，以及飲料、碳酸汽水
7. **酒類**：啤酒、葡萄酒和酒精飲料

　　低醣飲食建議以飯為主食，在日常飲食中，選擇白飯做為三餐主食相對最方便，若能糙米最好，一般可以自助餐小碗的份量當作基準。應盡量避免的是含有精製糖的飲料，以及充滿精緻澱粉的蛋糕、甜點等食品。

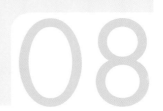

立刻降酸！
7 大必知的護胃習慣

隨著時代的變遷進步，如今我們的生活方式和飲食選擇越來越方便，也越來越豐富。不過，人終究只有一個胃，當承載了過多的工作量，遲早會出問題！保護胃，除了建立良好的生活習慣之外，還要選對食物種類並適量攝取，就連烹調方式、進餐順序，都是關鍵喔！

護胃 1：避免吃香喝辣！適合低酸飲食的烹調香料

目前已知辛辣的食物會對胃黏膜帶來刺激，諸如辣椒、胡椒粉、咖哩粉、黑胡椒、肉桂、芥末，以及生的洋蔥、韭菜、大蒜、蔥和大蒜等，較容易引起胃酸反流與胃灼熱症狀。當需要為菜餚增添風味時，選擇新鮮或乾燥香草如羅勒、香菜、蒔蘿、薑、迷迭香、百里香等，相對引發胃酸倒流的情況會較少。

不過，感覺吃起來不具辣味、還能幫助口氣清新的薄荷，也可能是

導致胃酸逆流更嚴重的因子之一。薄荷會讓位處於食道和胃交接處的賁門變得鬆弛，因而使胃酸衝出胃部，增加胃部灼熱發生的可能性。要是希望飯後胃腸能舒服點，薄荷口香糖／糖果、薄荷茶或許不是一個理想選擇。

護胃 2：戒除酸害！避食容易激發酸性、造成消化不良的食物

1. **巧克力及含有咖啡因的飲食**：這些食物裡的可可鹼和咖啡因，造成刺激的程度被認為和香菸裡的尼古丁類似，都會讓賁門括約肌鬆弛，誘發胃酸反流症狀。長期飽受胃灼熱、胃食道逆流困擾的人，平日食用巧克力和咖啡因相關食品時務必少量，在出現症狀的期間則應避免攝取。

2. **柑橘類水果和果汁**：儘管這些水果在進入體內後最終代謝出的產物偏向鹼性，也含有不少營養成分，但它所具備的酸味以及高含量的檸檬酸，都可能會使症狀惡化。其他如檸檬、鳳梨、柳橙、葡萄柚或番茄等酸性食物，以及用它們當作原料的果醬、飲料等食品最好減少，或者暫時不吃，查看症狀是否有所改善。

3. **牛奶**：對於一部分胃酸逆流的人來說，乳製品也是容易觸發症狀的食物。甚至有人發現，只有脂肪含量較高的全脂乳品會加劇刺激，低脂或零脂的奶類則不會有問題。因此，習慣攝取牛奶與乳製品者，不妨先排除這類食物數週並觀察情況。

護胃 3：以「5」為基準！不妨多吃偏鹼性食物

過去我們常聽到「吃鹼性食物能避免身體趨向酸性，所以對身體比較好」的說法，食物的酸鹼性真有這麼神奇？在舒緩胃食道逆流方面會有幫助嗎？

欲得知食物的酸鹼性，科學上會用 pH 值來表示，pH 值的表示範圍為 0 ～ 14，pH 值 7 為中性，大於 7 代表鹼性，小於 7 時則為酸性。

具體來說可以用食物所含有礦物質的種類來區分。當食物經過消化吸收等代謝之後，產生的陽離子較多就屬於鹼性，而這一類大多是含有鈣、鉀、鈉、鎂、鐵等礦物質的食物。在六大類食物中，蔬菜、水果、奶類多屬鹼性食物，全穀雜糧、豆魚蛋肉類則多為酸性食物。

不過，無論是酸性或鹼性食物，並不會對血液的酸鹼性造成改變。人體血液的酸鹼平衡，是透過一系列複雜且嚴謹的機制來調節的。所以，對大多數健康的成年人來說，即便採取鹼性飲食都不太可能顯著影響血液的 pH 值。然而，假如是基於鹼性食物的營養特性來看，確實也能為健康帶來益處，甚至可能緩解胃酸逆流症狀。

一項發表在《Annals of Otology, Rhinology & Laryngology》期刊上的論文，表示研究人員所招募的受試對象，即使接受了質子泵抑制劑（PPI）和 H2 受體拮抗劑等標準治療，仍持續出現胃酸反流的症狀。但是，當單純僅食用 pH 值大於或等於 5 的食品和飲料兩週後，有95％的參與者都獲得了改善，因而提出可遵循以低酸食物為中心的飲食方式。

儘管這是一個小型研究，未來可能需要更多或規模更大的研究來佐證。而多吃蔬菜水果等鹼性食物能調整血液酸鹼值，也是謬誤的推論。但多吃蔬果的均衡飲食，的確有助腸胃道保健與整體健康。

值得注意的是，有些人會將檸檬歸納為鹼性食物，但其實是酸度極高的水果，並不適合胃酸逆流的人食用。

護胃 4：換個烹調方法，有助減酸！

透過適當的烹飪方式料理食物，能改善消化效率並增加營養成分的吸收。比方說一篇 1997 年刊載在營養學醫學《The Journal of Nutrition》期刊的研究報告說，煮熟雞蛋和生雞蛋在腸道中的吸收消化率，分別是 90% 與 50%。

但是，某些烹飪方法卻會使得食物中關鍵的營養素變少，或是變得更不容易消化。例如單純的蝦肉口感鬆軟，消化的速度是比較快的，但若裹上粉、進了油鍋酥炸做成鳳梨蝦球，有些人吃了就會產生不適感。同理可證，秋葵本來是顧胃好食材，但滾上炸漿變成天婦羅之後，性質也就改變了。

所以，任何可能提高食物油脂含量的料理方式都應避免。蒸和水煮有助降低食材中的脂肪含量，採用烘烤和微波方式則幾乎不需要額外添加油脂就很美味。當料理必須加入絞肉一起調理時，先將絞肉入鍋乾炒並瀝乾油脂，然後再做烹調，也能避免多餘脂肪造成負擔。尤其「油脂加澱粉」是最具殺傷力的，例如裹粉；如果是料理直接淋上適量苦茶油

或是芝麻油，對護胃則有加分作用。

護胃 5：蛋白質、纖維質、碳水化合物，進食照順序能養胃

　　針對胃食道逆流的患者，建議先吃蛋白質食物，再吃蔬菜，最後才是澱粉類。因為胃中的消化酵素主要功能就是用來分解蛋白質，比起澱粉和甜食更不易觸發大量胃酸分泌，所以用餐時建議這樣吃更能減緩逆流的狀況：

1. 先攝取蛋、肉、豆腐等蛋白質，讓消化液分泌，幫助蛋白質直接消化；
2. 接著再攝取蔬菜，因富含植物纖維的關係，能幫助胃酸推往腸道，也有助於減緩對胃壁所造成的刺激，避免胃酸太多而回流到食道了；
3. 最後再吃澱粉類主食。

　　要注意的是，處於嚴重發作期的胃潰瘍患者，並不適合吃太多蔬菜。長期有胃食道逆流問題或有輕微胃部發炎的人，建議澱粉、蛋白質和蔬菜類可以 1：2：3 的比例來攝取。

護胃 6：胃食道逆流者必知！除了酒精，茶飲也應少喝

　　晚上想來杯小酒或沖上一壺溫熱的茶飲放鬆身心？如果你飽受胃酸逆流所苦，千萬別這樣做！否則可能會因此使症狀加劇。

　　美國國立酒精濫用和酒癮研究所（National Institute on Alcohol Abuse and Alcoholism, NIAAA）在一篇酒精和胃腸道疾病的報告裡說到，即使只是小小的飲酒也可以改變胃酸的分泌，誘發急性胃黏膜損

傷，並對胃和腸道的蠕動形成干擾。輕度至中度的飲酒可能會刺激胃酸的產生，而大量及長期的飲酒則會導致胃酸生成減少，影響身體分解食物及抵抗細菌的能力。也有研究表明，酒精會降低下食道括約肌的壓力，加重胃食道逆流的病情發展。此外，酒精還會促進淺表性胃炎和慢性萎縮性胃炎的發生。

至於茶飲對胃的影響，主要是源自它會讓胃酸的分泌增多，並對胃黏膜造成刺激。因此不建議用茶做為攝取水分的來源，並應避免在空腹時飲用。還有一項研究提到，要減少茶對胃酸的刺激性，可適量添加牛奶與糖幫助緩和（當然，若是對牛奶和糖感到不適，便不宜再添加）。

護胃 7：湯水食物視狀況攝取，用餐時邊喝水超母湯！

前面 Part1 提到有助舒緩胃食道逆流的飲食習慣時，有提到「別吃得太飽太撐」，那麼該如何判斷自己是否吃得過飽了呢？一般而言，吃到七分飽就好，而且如果要喝湯，湯也要算在七分飽內。假如吃了七分飽又再喝碗湯，就是過飽了。針對餐後易發作胃酸逆流的人，建議不要在飯後用湯，也不宜餐中一邊吃飯一邊搭配湯或茶水。可別以為這樣做可以幫助消化，相反地，用餐時喝進過多的液體，會把消化所需的胃酸稀釋掉，也會讓人自然而然減少咀嚼的次數，容易消化不良、提升胃酸反流的風險。

胃食道逆流不能喝茶？
吃高麗菜有用嗎？
常見飲食迷思一次解答

09

各種資訊流通速度無比迅速的今日，關於營養與飲食、未經證實的訊息往往滿天飛，其中更不乏許多以訛傳訛的迷思或不實謠言，常使人無所適從，甚至得到反效果。因此，以下便針對大多數人關心的護胃飲食問題做了蒐集，並從營養學理論、多年臨床經驗，再加上科學文獻的整合，幫助大家一一釐清真相，真正吃對食物！

胃不好，真的不能這樣吃？
主食、水果、酒和茶，可以怎麼吃？
Q：胃食道逆流的人不能吃哪些水果？

水果是健康飲食裡很重要的一環，但目前已知某些水果會使一部分胃食道逆流的患者加重症狀，特別是酸度較高的橘子、柳丁、柚子、檸檬、萊姆等柑橘類水果。不過，有些文獻也出現了不一致的結果，像是

一份 2017 年針對伊朗成年人所做的水果蔬菜攝取量與胃食逆逆流症關係的研究，發現食用水果和蔬菜越多，發生胃食逆逆流的風險越低，而這些研究對象的水果清單中也包含了柑橘類在內。

另外，口感略帶酸味的百香果，有研究指出，不論是做為胃潰瘍的預防或正在治療胃潰瘍症狀時都可吃。但是若從臨床營養角度來看，食用後的反應會因人而異，急性疼痛期時還是先避開比較好。

至於吃起來同樣酸酸甜甜的奇異果，則有研究表明它是所謂的「低FODMAP（低腹敏）」飲食，也就是不容易產生寡糖而引發脹氣的食物，能有效緩解腸躁症和治療功能性便秘。文獻指出，有便秘型腸躁症的受試者在每天食用 2 顆奇異果，約連續 4 週的時間便能觀察到腸道功能獲得了改善。

Q：胃不好的人是否不適合吃麵食？

答案是不一定喔！主要是因為大家吃麵食的時候，往往容易狼吞虎嚥吃太快，當咀嚼不夠，食物未經過口腔唾液的良好分解，自然容易導致胃脹氣的情況發生。除此之外，要是選擇吃湯麵，也會因為一時攝取過多湯水造成胃酸被稀釋，或一下子吃得太飽而有腸胃不舒服的現象，不喝湯或少喝湯是上上之策。另外，麵食料理也要注意油脂的含量，一般炒麵、燴麵所含的油脂多，比較不適合胃功能欠佳的人食用；若是湯麵與乾麵相比，前者烹調使用的油也會少一點。

Q：容易脹氣、胃食道逆流的人能吃粽子嗎？

很多人喜歡吃粽子或米糕之類的糯米食品，但因為黏性較高，加上含有大量澱粉和油脂，又缺乏膳食纖維，以致吃完後經常容易有脹氣或刺激胃酸分泌的症狀。建議享用粽子時宜一餐一顆，過程中應細嚼慢嚥，每一口最好咀嚼至少 20 次，食用時也可搭配豆腐或豆干等植物性蛋白質，以及足量蔬菜，並依照「先蔬菜、再吃蛋白質、最後澱粉（粽子）」的順序，或是在餐後選擇含有膳食纖維和消化酵素的鳳梨、木瓜、奇異果等水果，幫助消化。

另外推薦大家有機會的話，不妨試試「吉拿富」或「阿拜」這兩種傳統原住民美食，前者是排灣族、後者則是魯凱族的特色食物。它們和一般肉粽很類似，也是將穀物和配料一起包在葉子裡煮熟，但主要原料皆為小米，含有糯米缺乏的膳食纖維；加上內層含有的假酸漿葉具有能幫助消化、不易脹氣的特點，不失為一個取代傳統粽子的選擇喔！

Q：胃不好，是不是要少吃麵包？

許多患有胃酸倒流症狀或胃不好、容易脹氣的人，都會糾結自己是否該遠離麵包，其實不是不能吃，而是要「挑著吃」、「適量吃」，也就是選對麵包種類且避免吃太多。通常，經由老麵發酵或發酵時間較長的麵包，和採取快速發酵法的麵包相比，前者引發胃食道逆流的機率較低。而像是紅豆、奶油這一類又油又甜的麵包，或是時下非常流行的生吐司，恐有添加較多鮮奶油的疑慮，建議此時宜選擇一般吐司，相對油

脂含量較少，可能會比較適合。

如果是以精製白麵粉做成的麵包和全麥製品來比較，以完整穀粒製造、含有纖維的全麥麵包會較為有益。一項 2018 年的研究指出，當一個人在飲食中攝取越多纖維，出現胃酸倒流的症狀也就越少；若選擇吃纖維含量較高的麵包，其發生胃食道逆流的風險，將比吃低纖維含量麵包者減少 50%。

Q：胃食道逆流不能喝薄荷茶，但可以擦薄荷精油？

薄荷精油有益於消化道系統，對於胃腸不適有緩解作用，是可以使用的。尤其是感到脹氣不舒服時，把經過基底油稀釋的薄荷精油擦在肚子上輕輕按摩，能夠舒緩症狀。不過，如果是食用薄荷，作用則剛好相反，因為薄荷會使包含括約肌在內的食道肌肉鬆弛，導致胃酸或其他殘留食物往食道回流，加重胃食道逆流現象。所以，包括茶飲、巧克力、口香糖或糖果等任何含有薄荷的食品，都不宜吃。

Q：喝茶會使人容易發生胃食道逆流嗎？

的確有研究發現，若茶飲的濃度和飲用頻率較高，可能會對胃食道逆流有比較不好的影響。不過研究人員也發現隨族群或人種的不同會有差異，如東亞國家地區的人喝茶會提升胃食道逆流風險，但中亞地區的人卻可能是有助降低風險的。一份台灣研究則發現，頻繁的飲酒和喝茶會增加台灣男性發生無症狀逆流性食道炎（asymptomatic erosive esophagitis）的風險。

因此，臨床建議是，當經由腸胃鏡檢查發現有胃食道逆流症狀，同時病人也有喝茶習慣，通常會先請患者暫停喝茶。當前對於胃食道逆流者攝取水分，一般醫界還是認為喝白開水是最好的選項，水量依現有體重計算，每公斤需 30 至 40c.c.，其中茶的比例不可超過一半。此外，若要喝茶，一天應以兩包茶包為限；假如是使用茶葉應採取所謂「老人茶」泡法，也就是茶葉量少且拉長時間浸泡的方式。不過，要是正處於胃食道逆流發作期，還是不宜喝茶。

Q：有胃食道逆流的人可以喝酒嗎？

在國外確實有人針對幾種大家常喝的酒類做了和胃食道逆流相關的研究，以結論來看，白酒會降低下食道括約肌的壓力，相對更容易發生胃食道逆流，並且也會延長胃食道逆流發生的時間，啤酒造成的影響次之，最後才是紅酒。然而，隨著每個人飲用的份量不同，發生的反應也會有所差異，不能一概而論。原則上，有胃食道逆流困擾的人，無論是哪一種酒精性飲料還是盡量避免。

Q：為何吃完下午茶，都容易出現胃酸過多的現象？

主要原因還是出在食物的種類。由於大多數下午茶都是甜點搭配咖啡或茶的組合，這些都是觸發胃食道逆流的飲食因子，特別是含有高量油脂的甜品，例如酥皮點心、焗烤、鮮奶油蛋糕等，更容易引起胃食道

逆流。除此之外，若是選喝檸檬汁或薄荷茶，也可能會引發不適。不含咖啡因的花草茶，或許會是比較理想的飲品選擇。

Q：胃不好真的不能吃冰嗎？

一般冰棒其實比較不會有太大問題，但如果是含有鮮奶油又過甜的冰品如冰淇淋，可能就不適合囉！改善胃食道逆流，應遵循「低脂肪」、「低糖」的飲食原則。

胃不舒服、幫助消化，可以吃什麼？

Q：胃食道逆流時吃吐司、蘇打餅乾，有用嗎？

需視狀況而定，對過於飢餓的人或許會有幫助。在前面的章節裡雖然提到高澱粉類食物容易刺激胃酸分泌，但根據每個人實際狀況，還是會有點不同。舉例來說，對於錯過正餐時間、餓過頭的人來說，適量吃點吐司或蘇打餅乾止飢，可避免胃酸分泌過多卻缺乏食物中和的不適感。但要是在已經用餐吃飽的狀態下，還是出現胃酸分泌較多的感覺，通常是吃得太多太飽導致，這時再去吃吐司或蘇打餅乾就未必是解方了，有時可能反而會讓人更不舒服呢！

Q：有胃食道逆流問題，喝蜂蜜水有幫助嗎？

一項探討蜂蜜對健康益處的論文中提到，天然蜂蜜含有大量益菌，可加速乳酸桿菌和雙歧桿菌的生長，維持胃腸系統健康。另發現食用蜂

蜜能對食道和胃壁形成保護，以防止食物和胃液逆流，還能進一步刺激括約肌組織使其重新生長，減少發生胃酸倒流的機會。還有文獻提到蜂蜜能幫助胃潰瘍癒合，針對引起胃潰瘍的幽門螺旋桿菌也有抑制效果。

　　儘管有這樣的說法，但用蜂蜜治療胃食道逆流是否真能達到有效性，可能還需要進行更多更大型的正式研究來評估。不過，要是偶爾不得已錯過吃飯時間，為了暫時止飢，泡杯蜂蜜水補充熱量倒是可行的，或亦可做為甜飲的替代品，對於某些受便秘所擾的人也有幫助潤腸的作用。但是仍要注意「適量」原則，以免熱量過高反而增加身體負擔了。

Q：能增加口感的氣泡水，對消化有幫助嗎？

　　雖然有些早期及小型研究表明，這一類碳酸飲料能改善消化不良和便秘，但有更多文獻及臨床觀察均指出胃食道逆流的人並不適合飲用。所謂的氣泡水或蘇打水，都是充滿了二氧化碳氣泡的飲料，不但會引起打嗝、脹氣等不適，也會在胃裡膨脹，對括約肌施加壓力，進而促進胃食道逆流發生，建議胃食道逆流症患者或容易腹脹的人最好避免 。

Q：胃不好可以喝蔓越莓果汁嗎？

　　包含胃炎、消化性潰瘍、非潰瘍性消化不良症狀、胃癌等各種胃腸疾病，目前都認為和幽門螺旋桿菌有關。在針對蔓越莓的一些研究中發現，其成分能抑制幽門螺旋桿菌；一項隨機、雙盲的人體試驗證實，給

成年受試者食用蔓越莓汁之後，感染幽門螺旋桿菌的機率顯著降低。亦有文獻指出，對於抑制細菌和潰瘍症狀而言，定期食用蔓越莓是一種更溫和自然的方式，為降低胃癌發病率提供了潛在的預防機會。因此平日想喝點果汁時，蔓越莓不失為一個保養選擇，但胃部若有疼痛不適時，暫時不喝會比較理想。

Q：水果應該飯前還是飯後吃，才不傷胃？

一般而言，只要是營養成分對人體比較不會造成刺激的中性水果，像是葡萄、芭樂等，飯前或飯後吃原則上都可以。若是腸胃功能不錯的人，根據水果所含有的營養成分不同，適合食用的時間和種類也會略有差別。

1. 如桃子、水梨、蓮霧等水分含量多的水果，能帶來飽足感，可餐前吃。但像是帶皮吃的綠棗子因屬高纖水果、番茄含有酸性物質、柿子含較多單寧酸有收斂作用，如果空腹食用容易引發胃脹痛。

2. 柳丁、橘子、草莓、蔓越莓等偏酸的水果，會刺激胃酸分泌，不宜空腹吃。

3. 鳳梨、木瓜、奇異果等水果，因含有能幫助分解蛋白質的酵素，一般比較適合飯後吃，對於腸胃蠕動、消化順暢有益。

但假使你有胃酸分泌較多，或患有胃潰瘍、胃食道逆流等狀況，就比較不建議在餐前或空腹時享用水果了。

Q：養胃可以多喝粥？

　　碳水化合物本來就容易刺激胃酸分泌，水分過多也會。當米飯變成粥，固然易消化好吸收，但米粒也會更快地分解，將刺激胃分泌更多的胃酸。所以胃食道逆流患者可偶爾吃，卻不適合經常吃。針對處於急性腸胃炎且無胃酸困擾的人，則適合做為短期食用的選擇。

Q：吃這些食物，能達到護胃效果？

1. **山藥**：雖是澱粉類食物，但從動物實驗來看，它能使腸道消化酵素「胰蛋白酶」（Trypsin）活性明顯增加，改變胃腸益生菌菌叢生態，提昇胃腸道機能。若以生食和熟食兩者相較，研究認為生食的效果會更好。

2. **高麗菜**：大多數人都認為高麗菜有益於胃的保健，主要在於它含有一種很特別的成分──維生素 U，具有修復體內組織、保護胃腸黏膜的效用。然而，國外有研究發現一些人吃完高麗菜後，反而會提升胃食道逆流的發生率；臨床上確實也能看到部分族群吃了高麗菜容易引發脹氣。因此建議，平時可加入飲食促進消化道表面黏膜的形成，但要是有疼痛或不適感時還是先別吃。

3. **秋葵**：從病理實驗發現，其所含有的多醣體能抑制幽門螺旋桿菌黏附到胃壁上，因此對胃有保護作用。不過，由於秋葵在國外並非經常食用的蔬菜，目前研究不算太多，效果究竟如何還需要更多數據來支持。但是大部分蔬菜的確能預防和緩解胃酸倒流狀況，尤其是

秋葵中的葉酸和維生素 A，都是有助於黏膜修復的營養素，不妨把它納入你平日的蔬菜攝取清單中。建議蒂頭應在汆燙過後再切除，這樣一來具有保護胃壁作用的黏液就能被完整保存，口感也會更好。

4. **牛蒡**：有動物實驗指出，從牛蒡萃取而來的製劑所含有的總多酚及菊糖，可能和胃黏膜保護及腸道蠕動有關聯性，認為以牛蒡做為製劑原料將有助於改善胃腸道機能。另一項以幽門螺旋桿菌感染之胃潰瘍患者為對象的研究則發現，服用牛蒡複方精華液具有抑制幽門螺旋桿菌的輔助功效。

5. **黑豆**：含有豐富的蛋白質、纖維、花青素、黃酮類及多醣類化合物，可做為平日攝取蛋白質的來源，但容易胃脹氣者應注意適量食用即可；另外也可運用烘炒過的黑豆煮成茶飲，當成補充水分的一種選擇。一項國外針對黑豆和胃癌的研究則表明，黑豆萃取物可誘導胃癌 AGS 細胞凋亡，因而推估可能在治療胃癌上具有潛力。

6. **芝麻油**：富含多種天然抗氧化物質，包括生育酚（維生素 E）、植物固醇、芝麻素（sesamin）及芝麻林素（sesamolin）等。國外有一項老鼠研究發現，當使胃暴露於酒精、阿斯匹靈藥物等可能會造成不適的酸性物質後再給予芝麻油，能降低胃黏膜損傷的程度，達到保護作用。不妨把它做為平時的料理用油，但仍應注意適量使用，過量反而會加重胃的負擔。

7. **苦茶油**：和芝麻油一樣都含有芝麻素（sesamin）和芝麻木酚素（sesame lignans）的苦茶油，目前有動物試驗指出，其良好的抗氧

化及活性氧自由基清除能力，推測可能具備預防腸胃黏膜氧化傷害及增進潰瘍傷口癒合的作用；並且因為能降低乙醇所誘導的氧化傷害及發炎，被認為有預防酒精性潰瘍的功效，也具備了抑制幽門螺旋桿菌的活性。而苦茶油的單元不飽和脂肪酸相當豐富，甚至比地中海飲食必吃的橄欖油含量更高，用來代替其他不健康的脂肪攝取也很合適。

Q：胃不好的人可以吃大蒜、黑胡椒和辣椒嗎？

目前看來，大蒜一天 4 公克（約 1 瓣）較為安全，若過量食用容易發生絞痛、灼熱、腹瀉等情形。針對胃食道逆流的人，一般國外指引都不建議食用黑胡椒。

至於辣椒，有國外研究認為當中的辣椒素長期而言對胃食道逆流具有益處，如果是短時間內吃得太辣可能會導致不適，例如腹痛或胃部有燒灼感，但並不會因此加重胃食道逆流症狀。在台灣，吃辣後若發生胃食道逆流，可能不是只有「辣椒」這個單一因素，大多都是因為吃的是過於油膩的麻辣鍋所致。原則上，單純使用辣椒佐餐或炒菜應該不會有什麼問題，少量食用的話影響也不大。

Q：胃食道逆流的人可以喝牛奶或吃起司、優格嗎？

目前的觀察認為，牛奶可能是引發兒童胃食道逆流的原因之一，所以當小朋友出現胃酸逆流症狀時，建議就暫時停止攝取吧！就成年人

而言，目前則還未看到牛奶與胃食道逆流之間存在明確的關聯，包含起司、優格也是一樣。如果是單純食用牛奶、起司或優格，通常較不容易引發不適，但若是起司配紅酒這樣的組合就要多注意囉！因紅酒是誘發胃食道逆流的因子之一；此外，乳酪蛋糕這一類含有高油脂量的點心，也可能會導致不舒服。

還有一種狀況是，假使經常有胃酸逆流症狀的人在做了慢性過敏原IgE 檢測後，反應報告結果為對牛奶有反應，無論是輕、中、重度，建議都先暫停攝取三個月，若發現過敏症狀因此好轉，便代表不適合常喝牛奶。

打造好胃，日常保健可以怎麼做？營養補充品有效嗎？

Q：吃益生菌、消化酵素，對胃有幫助嗎？

不反對吃益生菌，如果服用後發現對自己有幫助，不失為日常輔助保健的方式之一。不過，由於菌種、產品很多，未必能一下子找到適合自己的，假如吃了某一種覺得沒效果，可嘗試換成其他不同菌種或廠牌的產品。

所謂的「消化酵素」，是指能將食物中的醣類、蛋白質、脂肪、纖維等營養成分，分解成身體容易消化吸收的物質。比方「澱粉酵素」可以將澱粉分解成糖；而鳳梨酵素、奇異果酵素、木瓜酵素等蛋白質分解酵素，能把蛋白質分解成小分子的胺基酸等等，適量補充可幫助消化。針對有些人因攝取某些不易消化的纖維，或是一下子吃太多高纖食物而

引發胃脹氣，這時服用纖維酵素也能有助緩解。

Q：感覺胃不太舒服，喝植物酵素能不能改善？

植物酵素是以蔬果等各式植物發酵而成的產品，含有豐富的植化素，但並不含有消化酵素。其又酸又甜的口感加上 pH 值很低，如果是不明原因導致胃酸逆流，飲用植物酵素不見得有用，還可能會造成胃部疼痛。但若是因為吃得太多致使有點不舒服或脹氣的情形，適量攝取植物酵素或許可以改善。

Q：哪一餐最容易引發胃食道逆流症狀？

為避免產生胃酸逆流，除了晚上睡前 4 小時不要再進食，且晚上盡可能避免吃大餐之外，另有研究發現如果中午攝取的脂肪量較多，會增加胃食道逆流的發生率；假使總蛋白質攝取比例較高，或是兩餐之間攝取較多蛋白質的話，比較不會發生胃食道逆流症狀。

Q：養成運動習慣，可以降低胃食道逆流發作機率？

沒錯！特別再加上因此而減重成功的話，對於改善症狀也會有幫助。臨床工作曾有一位成功減重 15 公斤的個案，在未進行減重前原本有胃食道逆流症，情況嚴重到連喉嚨也一併出問題，聲音變得沙啞。後來透過正確的飲食和培養運動習慣，他除了順利瘦下來之外，過去因胃食道逆流導致的不適也獲得了明顯的改善。

不過，即便只是單純運動，因為通常都需要採取站立姿勢，所以也有助降低胃酸往上逆流的風險。若是在飯後運動，須注意強度不宜過於激烈，如打籃球、拳擊有氧等，其他像是躺下或會有倒立姿勢的類型也較不適合。

Q：168間歇性斷食法有助改善胃食道逆流？

對於想減重的人而言，「禁食 16 小時、將食物集中在 8 小時內吃完」的 168 斷食法是很適合的方式。但是，臨床上曾發生有些人在執行 168 的減重過程中，發現胃有不舒服的現象。這通常是因為患者原本就有胃腸功能不佳的狀況，在空腹過久、長時間胃酸空轉之下，反而容易讓胃部受到傷害。因此，針對想要透過減輕體重來一併改善胃食道逆流問題的人，建議可把 168 調整為「禁食 12 小時、將食物集中在 12 小時內吃完」，略為縮短空腹的時間並觀察看看身體的反應。

Q：和高腰緊身褲相比，穿低腰褲更能減少胃食道逆流發生？

一般而言，低腰褲較不容易對胃部造成壓迫，理論上應有幫助。不過，會選擇穿緊身褲的人，多半是希望自己看起來顯瘦，所以日常應注意透過規律運動、增加活動量，以及正確的飲食習慣，像是吃飽不要馬上趴著或著躺著休息、勿經常大魚大肉或吃到飽、用餐吃七分飽，對減肥會更有幫助哦！

Part 3

4 週「排除・修復・保養」低酸食譜

漸進式・
三階段低酸飲食原則

10

在了解食物主要的營養對保護胃部、降低胃酸逆流的重點之後，我們就要進入低酸飲食的實踐篇囉！

接下來的四週菜單將分為排除期、修復期、保養期三階段來呈現，希望能幫助大家透過正確的飲食：「排除可能引起發炎、加重胃部負擔的食物」和「攝取有利於保護、鞏固胃功能的溫和食物」，進而讓受損的胃和食道能被慢慢地修補起來。胃部疼痛或是出血後修復時，若能採取這樣的飲食模式，不僅僅有助降低胃食道逆流發作的頻率，對於胃炎、脹氣或是消化性潰瘍等症狀也會有所改善。

第 1 週「排除期」飲食計畫

所謂的「排除期」，指的是胃部有明顯疼痛不舒服的狀況，這時候就不宜再吃會加重症狀的食物了。後面將提供一份「胃食道逆流該吃什

麼、不可吃什麼？必知飲食原則一覽」表格，「不建議」一欄中所列的食材或食品都會是地雷，在這個階段裡務必盡可能地戒除，並採取以下溫和飲食原則：

1. 低油：肉類應選用瘦肉（不含肥肉、皮）的部分，如有肉湯應撇除上層浮油，並將烹調用油量控制在最低限度，盡量利用清蒸、水煮、蒸、烤等方式烹調。

2. 以質地柔軟的食物為主，但不用特別改吃稀飯。

3. 不吃生食、生菜、口感過硬或是難以消化的食物。

4. 盡量不喝湯與飲品，例如早餐不需刻意搭配飲料，若感覺太乾可適量攝取開水。擔心過餓沒體力的話，可以將固體食物多增加一份。

5. 一定要吃早餐，醒來後兩小時內要吃，可以少少地吃，但不可完全不進食。

6. 蔬菜要有但不須刻意增加，並且應以質地柔軟的種類為主。

7. 不吃加工品、速食與微波食品，因相對容易有太多添加物會對身體狀況造成干擾。

8. 正餐吃八分飽就好，避免造成胃的負擔；點心不一定要吃，如果感到飢餓就需要補充。

9. 適合的水果種類：木瓜、香蕉、葡萄、水蜜桃、梨子、蓮霧、蘋果、哈蜜瓜、西瓜、香瓜、美濃瓜、枇杷、蘋果、芒果。

10. 將具有護胃特性的食物加入菜單中，例如山藥、秋葵、高麗菜、苦茶油、芝麻油（黑麻油過於燥熱不建議，但可以用在保養期）等等。

第 2 週「修復期」飲食計畫

　　第二階段的「修復期」，是指胃疼痛、不適的狀況已逐漸好轉，但還未達到完全康復的程度，偶爾會感覺到有點怪怪的。這時請謹守以下飲食要點，幫助胃黏膜能順利修復喔！

1. 以低脂肪食材及低油烹調的料理為主。
2. 不吃生食或未徹底煮熟的食物，生菜也要避開。
3. 早餐可以加入飲品，但中餐、晚餐仍不可喝湯。
4. 可吃水果，且應在飯後食用，不可空腹時吃。水果種類不局限，但需視個人感受選擇適合自己的，口感太酸的水果還是不建議吃。
5. 日常飲食一樣要繼續加入山藥、秋葵、高麗菜、苦茶油、芝麻油等護胃食物。
6. 蔬菜類及富含纖維的食物，此時可以逐步增加。
7. 晚餐記得要吃，但份量不可多，八分飽即可。

第 3 ～ 4 週「保養期」飲食計畫

　　當胃部不適的情況終於得到舒緩後，進入到保養期階段，飲食範圍就可稍稍放寬一些，偶爾享用自己喜歡的食物也是可以的，但同樣要把握「適量、小嚐」的重點，假如吃了某種食物後又感到胃部隱隱作怪的話，那麼就別再吃囉！

　　有鑑於目前研究認為「地中海飲食」和「低醣飲食」皆有益於胃部保養，因此這兩週食譜分別依此概念來設計。其中「地中海飲食」強調

高纖的攝取，且是從全穀雜糧、蔬菜、水果中獲得，前面章節曾提到膳食纖維對保養腸胃的好處，除非是食用過多蔬菜水果容易脹氣的人，否則單就預防胃食道逆流而言，纖維確實會有幫助，再加上肉類蛋白質也以海鮮和白肉等低脂肉為主軸，相對容易消化。第三週飲食重點如下：

1. 大量攝取蔬果，獲得充分膳食纖維。

2. 減少豬、牛、羊等紅肉類，尤其牛肉往往脂肪含量也比較高，容易刺激胃酸。

3. 奶製品、適量堅果含有豐富的鈣、鎂，對維持穩定情緒和放鬆肌肉有益。不過，由於原型堅果質地較堅硬的緣故，因此在前面兩週都不建議食用，但到了保養期就可以逐漸加入囉！

4. 主食增加全穀雜糧比例，如燕麥、糙米、小麥與各種豆類等未精製食物。

5. 食譜中每天會安排一到兩杯奶製品，能提供鈣質有助情緒穩定。但假如奶類攝取的來源是拿鐵咖啡的話，可能就要觀察自己對咖啡因的反應，不一定每個人都適合喔！

至於「低醣飲食」則是考量現代人普遍活動量不多，當飲食又未加以節制時，很容易就會發生熱量過剩的情形。因此低醣食譜的設計重點，在於將澱粉的攝取量減少，同時也不建議攝取精緻糖，因為這兩者都會對胃酸逆流造成影響；為增添些許甜味，即使料理有用到糖，都以少量添加調整味道為主，而這樣的份量對於大多數人的胃應該都是可承受的。

1. 戒除所有的精緻糖與飲料。

2. 六大類中含醣類食物，包括全穀雜糧、水果、奶製品，因此需限量。

3. 全穀雜糧以含有纖維的粗食為主，例如糙米、玉米、南瓜等，並應避開精緻澱粉。每天宜吃 1 ～ 2 碗主食類，約 200 ～ 400 公克。

4. 每天水果攝取量為兩個拳頭大小，約 200 公克或約米杯兩杯的量。

5. 奶製品（全脂奶）每天以 250c.c. 為限。

6. 蔬果應占每餐飲食一半以上的量，其中富含的膳食纖維對胃腸整體的保健預防有幫助。

7. 肉類種類、部位不限，但烹調不可過油，更不適合油炸。

8. 適合減重的飲食比例：主食 100 公克、蛋白質 100（不含骨頭和魚刺）～ 200 公克（含骨頭與魚刺）、蔬菜 200 公克；若以量米杯為容器，大約是 1 杯飯、2 杯肉、2 杯蔬菜，1 杯水果；若以飯碗為容器，約為 1/2 碗飯、1 碗肉、1 ～ 1.5 碗蔬菜，1 碗水果，熱量約為 600 卡上下。

除此之外，這兩週的保養期在飲食上也要留意以下原則：

1. 早餐不一定要「乾＋濕」，也就是固體與液體食物擇一即可。

2. 早餐、午餐可以豐富些，晚餐則要少吃。

3. 菜單中加入點心，是提供兩餐之間感到飢餓或三餐無法定時的人避免有餓過頭的情形，但若是已經吃飽了，或者是計畫減重的人可省略不吃。

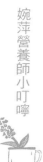

偶爾忙碌時，外食族可以怎麼吃？

	早餐	午晚餐
排除期	可選擇原味蛋餅、白饅頭加蛋或吐司夾肉片，皆不加飲品	可吃水煮低醣便當、餛飩麵＋皮蛋豆腐（不喝麵湯）、皮蛋瘦肉粥、滷雞腿便當（去皮）
修復期	可加入飲品，如鮪魚吐司＋糙米漿、吐司夾蛋＋牛奶	可挑選煎烤去骨雞腿便當、壽司＋蒸蛋（不可吃生食）、韓式拌飯、海鮮拉麵（不喝麵湯）
保養期	早餐組合和修復期差不多，但可加入較多富含纖維的食材與全穀雜糧類	午晚餐可吃海鮮豆腐鍋、清炒蛤蜊義大利麵、海鮮鍋／雞肉鍋、陽春麵＋嘴邊肉＋燙青菜（不喝麵湯） 一般日式料理雖然澱粉含量較高但烹調上較為清淡、油脂相對少，也是理想選擇，至於生魚片等生食類在保養期階段是可以食用的

胃食道逆流該吃什麼、不可吃什麼？必知飲食原則一覽

食物類別	可吃	不建議
乳製品	全脂、低脂、脫脂牛奶、優格、優酪乳 但一天應以 500c.c. 為限，若不舒服就不宜再吃，有脹氣、腹瀉情況的人，喝牛奶可能會加重反應	1. 焗烤料理 2. 奶油或是起司過多的料理（因油脂相對也多） 3. 烹調用油量高與使用起司、白醬的料理
肉類與其他蛋白質食物	1. 瘦肉、魚與海產類、家禽，適合以烤、蒸、煮、燉方式料理 2. 毛豆、板豆腐、嫩豆腐、豆漿、黃豆（有些人食用後會脹氣，但不影響胃食道逆流）	1. 肥肉、五花肉、蹄膀、豬皮、培根、香腸、牛腩、牛肉湯 2. 以油炸方式調理的食物 3. 家禽：雞皮、鴨皮 4. 油豆腐、油炸豆包、麵筋泡、炸豆腐、炸豆腸、炸腐衣
蛋	蛋本身沒問題	1. 使用較多油脂烹調的蛋料理，如歐姆蛋、烘蛋 2. 過度滷煮、口感較硬，如鐵蛋
蔬菜	未添加任何油脂或不容易引起腸胃不適的蔬菜皆可 急性疼痛期可以先 PASS 不吃 修復期初期可選擇質地柔軟或煮至較軟的蔬菜料理為主	1. 使用番茄醬的蔬菜 2. 番茄（因人而異）

水果	不容易引起腸胃不適的水果皆可	柑橘類、大量草莓
麵包	全麥麵包、法國麵包、漢堡包、小圓麵包、全麥餅乾、貝果，油脂量少的較適合	市售甜麵包、甜甜圈、牛角／可頌麵包、中西式糕點與甜點
全穀雜糧類	糙米飯、白飯、玉米、地瓜、燕麥	炒飯、炒麵、燴飯、燴麵、炒米粉、泡麵、燒餅、油條、煎包、鍋貼、甜鹹麵包、披薩、粽子、油飯、八寶飯、年糕、洋芋片、烤玉米、肉圓、油粿、麵線糊 烹調時所用的油脂量多，以及煮太久、口感太硬者
油脂與堅果	1. 動物油與植物油原則都能用，重點是不過量，但每個人的承受度不同，多觀察自己食用後的反應 2. 料理應盡量以清蒸、水煮、清燉、烤、滷、涼拌為主 3. 堅果都能吃，但有些人吃後會感到疼痛有可能是本身對某些堅果過敏	1. 油炸、焗烤、高油脂的烹調方式 2. 含有過多奶油、鮮奶油的料理 3. 急性疼痛期不適合吃質地堅硬的原型堅果食物

飲料	水、加味水、不含咖啡因的咖啡或適量的茶和草本茶	含咖啡因的咖啡或茶、柑橘類果汁（柳橙、葡萄柚、檸檬水、蔓越莓＊）、含咖啡因的飲料、奶昔、碳酸飲料和酒精
湯品	清湯、蔬菜湯、無脂肉湯	1. 不建議喝湯，尤其是邊吃飯邊喝湯 2. 西式濃湯（麵粉與油的量都很多） 3. 使用奶油、勾芡的湯
甜點	雪酪、水果冰、天使蛋糕、果凍、果醬、蜜餞、糖、蜂蜜	1. 冰淇淋，市售的餡餅、蛋糕、餅乾和全脂牛奶布丁，以及任何含有巧克力、堅果酥、奶油、椰子或全脂牛奶的甜點 2. 蛋捲、派、各式中西點，如乳酪蛋糕、千層糕、桃酥、綠豆糕、炸春捲、蘿蔔絲餅、蔥油餅、豆沙餅、喜餅等各種糕餅類，以及巧果、麻花、雙胞胎、沙其瑪
調味品和其他	溫和的調味料	熱或辛辣的調味料、薄荷

＊ 蔓越莓在排除期時較不建議食用，但保養期開始可攝取，研究認為對於預防胃食道逆流有幫助。

第 **1** 週排除期
溫和飲食計畫

	Day **1**	Day **2**	Day **3**
早餐	吻仔魚粥 P. 126	麥片牛奶 P. 126	吐司夾蛋 P. 127
點心	花生醬吐司 P. 130	蒸南瓜 P. 130	芝麻吐司 P. 131
午餐	白飯 亞麻仁油拌青菜 P. 131 黑木耳炒嫩雞 P. 132	白飯 蔥香石斑蒸豆腐 P. 132 炒紅鳳菜 P. 134	白飯 紅燒蝦仁豆腐 P. 134 醬拌秋葵 P. 135
晚餐	白飯 豆豉蒸魚 燴絲瓜 P. 140	野菇雞肉炊飯 P. 141	鮮蔬飯捲 鮭魚海帶芽味噌湯 P. 142

	Day 4	Day 5	Day 6	Day 7
	高麗菜蛋餅 P. 127	山藥絞肉豆腐粥 P. 128	法式麵包·炒蛋 P. 129	山藥煎餅· 牛奶 P. 129
	水煮蛋 1 顆	白木耳飲 1 瓶 （約 250～300ml） * 購買市售食品亦可	紅燒雞腿 1 支 （平日可多滷一些 備用） P. 143	菜包 1 顆 * 購買市售食品即可
	南瓜飯 P. 135 銀魚蒸蛋 清炒大黃瓜 P. 136	苦茶油雞肉麵線 蒜炒高麗菜 P. 137	鮮蛤拉麵 P. 138 清燙大陸妹 P. 139	白飯 豬肉豆腐鍋 P. 139
	菇菇飯 紅燒雞腿 P. 143 清炒莧菜 P. 144	白飯 秋葵蒸蛋 P. 144 清蒸鱸魚 P. 145	迷迭香烤雞腿 佐馬鈴薯及白 花椰 P. 147	蔥香麵線 嫩菠菜 P. 148 豆醬蒸豆腐 P. 149

Day1 ● 吻仔魚粥

材料

白飯 1/2 碗

吻仔魚 40 公克

紅蘿蔔 30 公克

鮮香菇 2 朵

調味料

鹽少許

作法

1. 紅蘿蔔與鮮香菇洗淨，切丁；吻仔魚泡冷水、洗淨，瀝乾水分備用。

2. 白飯放入鍋中，加 1 碗水煮成粥狀，再加入紅蘿蔔和香菇燜煮 5 分鐘，續加吻仔魚大火煮 3 分鐘，起鍋加鹽調味即可。

Day2 ● 麥片牛奶

材料

燕麥片 40 公克

牛奶 250c.c.

作法

燕麥片放入碗中，倒入 50c.c. 熱水沖泡 2 分鐘，再加入牛奶即可。

麥片牛奶 溫和飲食可以包含液體，對牛奶容易胃酸分泌過多，可以換豆漿；對豆漿容易脹氣，可以換燕麥奶、杏仁奶等等不同的項目。但要提醒的是，因為營養屬性不同，每餐還是要搭配蛋白質類食物，簡單作法可以吃蛋，或是現在有很多商業配方的均衡飲食，可以挑選口感適合的，太甜的有些會刺激胃酸，可以多選擇比較，當做一餐的代餐或是早餐吃，千萬不要肚子空空，等會胃痛痛。

Day3 ● 吐司夾蛋

材料

白吐司 2 片
雞蛋 1 顆
植物油少許

作法

1. 鍋中倒油加熱，放入雞蛋煎至全熟備用。

2. 吐司放入烤箱微烤加熱，夾入荷包蛋即可。

Day4 ● 高麗菜蛋餅

材料

餅皮 1 張
雞蛋 1 顆
高麗菜 10 公克
植物油少許

作法

1. 蛋打散成蛋液；高麗菜洗淨，切絲，加入蛋液拌勻。

2. 起油鍋，倒入高麗菜蛋液待略為凝固，再鋪上蛋餅皮煎至全熟即可。

高麗菜蛋餅 高麗菜是護胃好食物，一年四季都有，當然冬季的最好吃。本土高麗菜和進口的差異是口感不同，台灣的較甜、較脆，進口的質地會比較硬。平常沖洗乾淨，其實是可以生吃的，但對修復期階段而言還是建議煮熟再吃。有人喜歡把高麗菜煮得比較軟爛，營養成分雖然有減少但相對也能提升吸收率，重點是有吃最重要！

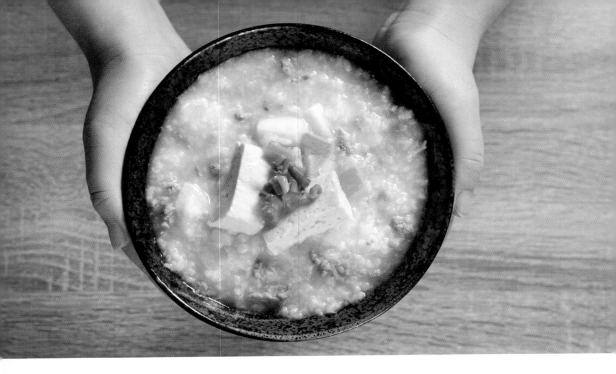

Day5 ● 山藥絞肉豆腐粥

材料
白米 50 公克、**山藥** 100 公克、**絞肉** 30 公克、**傳統豆腐**一塊、
紅蘿蔔 30 公克、**蔥末**少許

調味料
鹽、香油少許

作法
1. 山藥洗淨,削皮、切塊;紅蘿蔔洗淨,削皮、切丁;豆腐切小塊。

2. 白米加 400c.c. 水,再加山藥、絞肉、紅蘿蔔及豆腐,放入電鍋中,
   外鍋加 1 杯水煮至開關跳起。

3. 加鹽及香油調味,灑上蔥花即可。

Day6 ● 法式麵包・炒蛋

材料

法國麵包 1 條
蛋 1 顆

調味料

鹽少許

作法

1. 蛋打入碗中，加鹽調勻，倒入加了少許橄欖油的鍋中炒熟。

2. 法國麵包放入烤箱烤 2 分鐘，搭配炒蛋食用即可。

> **法式麵包・炒蛋** 可能有些人會疑惑為何會在這一餐裡安排口感偏硬的法式麵包，主要是這種麵包的用油量少，降低油脂的攝取在這個時候相對能減輕胃部的負擔。剛開始入口儘管有點脆硬，但是只要記得充分咀嚼，就能讓我們身體的澱粉酶幫助麵包好好消化。

Day7 ● 山藥煎餅・牛奶

材料

紫山藥 100 公克
桂圓 10 公克
植物油少許
牛奶 1 杯（約 240c.c.）

調味料

糖 1 小匙

作法

1. 桂圓泡軟後切碎；紫山藥洗淨、削皮，磨成泥狀，加入桂圓及糖混合拌勻。

2. 鍋內倒油加熱，放入紫山藥泥整平，煎至兩面金黃。

3. 搭配牛奶食用即可。

> **山藥煎餅・牛奶** 有些人不喜歡單吃山藥時糊糊的口感，那麼不妨把它煎成外酥內軟的餅狀，材料中的桂圓也可換成蛋，做成鹹食的山藥蛋餅也很不錯吃喔！

Day1 ● 花生醬吐司

材料

吐司 1 片
花生醬 適量

作法

吐司放入烤箱略烤 1 分鐘，取出均勻塗抹花生醬即可。

> **花生醬吐司** 目前市面上有無糖花生醬可供選購，建議最好挑選以在地花生為原料的產品，相對能降低黃麴毒素感染的風險。如果要改成早餐，可以再搭配一顆蛋補充蛋白質，營養更完整！

Day2 ● 蒸南瓜

材料

南瓜 200 公克

作法

南瓜外皮刷洗乾淨，將籽挖出，果肉切小塊，放入電鍋，外鍋加半杯水蒸煮至開關跳起即可。

> **蒸南瓜** 有時早餐不知道吃什麼時，前一天利用晚餐時間把南瓜先蒸好，一早起床只要復熱便可吃，非常快速方便！而南瓜屬於全穀雜糧類，含有豐富纖維但質地卻很柔軟，是很理想的選擇。

Day3 ● 芝麻吐司

材料

吐司 1 片

芝麻醬 適量

作法

吐司放入烤箱略烤 1 分鐘，取出均勻塗抹芝麻醬即可。

芝麻吐司 芝麻是護胃的好食材之一，現在市面上也有無糖芝麻醬產品可供選購。

Day1 ● 亞麻仁油拌青菜

材料

高麗菜（菠菜或其他時令蔬菜亦可）200 公克

調味料

亞麻仁油 1 小匙、鹽少許

作法

1. 青菜洗淨，切小段或片狀，放入滾水汆燙。

2. 瀝乾水分，加調味料輕拌均勻即可。

Day1 ● 黑木耳炒嫩雞

材料

雞胸肉 100 公克、**黑木耳** 30 公克、**薑絲** 5 公克、**香菜**少許

調味料

鹽少許、米酒少許、胡椒粉少許、太白粉 1 小匙、香油 3c.c.

作法

1. 雞胸肉切薄片,加入鹽、米酒、胡椒粉及少許水抓勻,再加太白粉抓拌均勻。

2. 黑木耳及香菜洗淨,黑木耳切小片,香菜切末備用。

3. 湯鍋中倒入較多水煮滾,熄火後放入雞肉片,燜泡 2 分鐘至熟。

4. 炒鍋放香油加熱,加薑絲及黑木耳片炒香,再放雞肉片及鹽炒勻,盛盤、撒上香菜即可。

Day2 ● 蔥香石斑蒸豆腐

材料

石斑魚片 100公克、**嫩豆腐** 1/2盒、**薑** 2 片、**青蔥**少許

調味料

醬油、糖少許、胡椒鹽少許、米酒少許、水 200c.c.

作法

1. 嫩豆腐切厚片;青蔥洗淨,切絲狀,泡入冷開水中;所有調味料混勻,做成蒸魚醬汁備用。

2. 蒸盤先放豆腐片,加入魚片、鋪上薑片後再淋入蒸魚醬汁,放入電鍋蒸約 8 分鐘。

3. 開蓋後加蔥絲,蓋上鍋蓋略燜一下即可。

 黑木耳炒嫩雞 木耳質地嫩滑柔軟,但卻是纖維含量很高的食物,對排除期而言是補充蔬菜的好選擇!

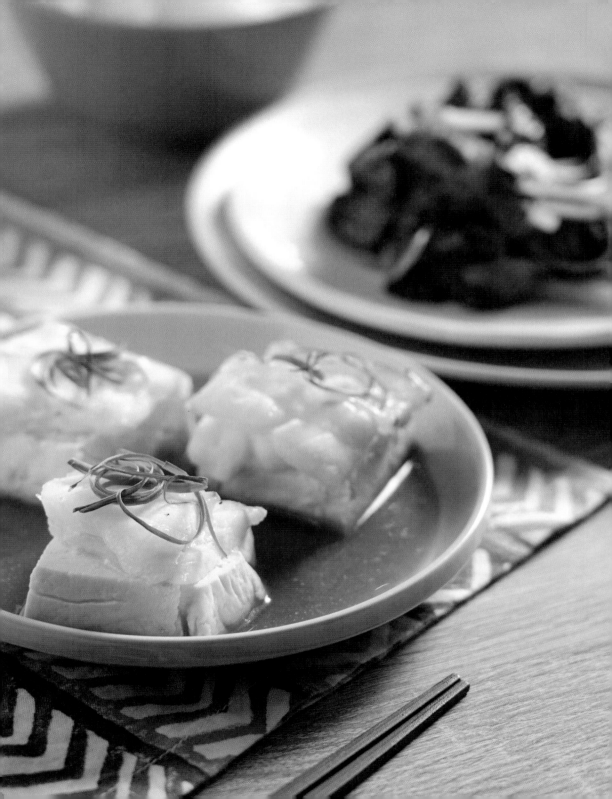

Day2 ● 炒紅鳳菜

材料

紅鳳菜 200 公克
薑 1 片
麻油 1 小匙

調味料

鹽少許

作法

1. 紅鳳菜洗淨，摘取葉片；薑洗淨，切絲備用。

2. 炒鍋放入麻油，開小火將薑絲炒香，紅鳳菜下鍋後轉中火翻炒，加入少許水至葉片炒軟，起鍋前灑鹽調味即可。

 炒紅鳳菜 紅鳳菜是蔬菜中鐵質含量很高的食材，也很耐煮，煮軟後就是排除期補充青菜的理想選項喔！

Day3 ● 紅燒蝦仁豆腐

材料

蝦仁 100 公克、**豆腐** 1 盒、**薑** 1 片、**蔥** 1 根、**油** 少許

調味料

鹽少許、米酒 1 小匙、糖少許、醬油少許

作法

1. 蝦仁去腸泥、吸乾水分後放入碗中，加鹽和米酒略醃 10 分鐘；豆腐切小塊；薑切末；蔥洗淨，切末備用。

2. 鍋中倒油燒熱，放入薑末炒香，加入豆腐略煎，加少許水，續入蝦仁、醬油、糖輕炒均勻，轉中大火至湯汁收乾，灑上蔥末即可。

 紅燒蝦仁豆腐 蝦仁含有礦物質「鋅」，搭配豆腐中所含的優質蛋白質，可以幫助傷口的癒合。

Day3 ● 醬拌秋葵

材料

秋葵 10 ～ 15 根
大蒜 1 小瓣

調味料

白芝麻醬 2 小匙、糖 1/2 小匙、
醬油 2 小匙、冷開水 3 小匙

作法

1. 秋葵洗淨，切除蒂頭；大蒜去
   皮，切末備用。

2. 鍋中加水煮滾，放少許鹽，將
   秋葵放入汆燙 1 ～ 2 分鐘，撈
   出後入冰水冰鎮，瀝乾水分，
   盛盤。

3. 將所有調味料及蒜末攪拌均
   勻，淋在秋葵上即可食用。

Day4 ● 南瓜飯

材料

南瓜 70 公克
白米 1/2 杯

作法

1. 白米洗淨，加水 1/2 杯浸泡 15
   分鐘，移入電子鍋內。

2. 南瓜去籽，切塊，鋪在白米上
   煮至開關跳起，再燜 10 分鐘
   即可。

Day4 ● 銀魚蒸蛋

材料

吻仔魚 30 公克
雞蛋 1 顆
青蔥 1/3 支

調味料

鹽少許、白胡椒少許

作法

1. 吻仔魚洗淨，瀝乾水分；青蔥切碎備用。

2. 雞蛋放入碗中打散，拌勻後以篩網過篩，加入所有調味料及水 150c.c. 攪拌均勻，加入吻仔魚。

3. 蒸鍋倒水煮至沸騰，放入吻仔魚蛋液以大火蒸 5 分鐘，打開鍋蓋灑入蔥花再燜一下即可取出食用。

Day4 ● 清炒大黃瓜

材料

大黃瓜 1/3 條
紅蘿蔔 20 公克
大蒜 1 瓣
植物油少許

調味料

鹽少許

作法

1. 大黃瓜去皮及囊，切塊；紅蘿蔔洗淨，去皮、切片；大蒜去皮，切末備用。

2. 炒鍋倒植物油，放蒜片及紅蘿蔔炒香，加入大黃瓜及少許水燜煮至熟軟，起鍋前加鹽調味即可。

Day5 ● 苦茶油雞肉麵線

材料

去骨雞腿 1 支約 250 公克、
薑 5 片、**苦茶油** 1/2 大匙、
麵線 1 束

調味料

米酒 1 大匙、鹽少許、糖少許、
白胡椒少許

作法

1. 麵線放入滾水中煮熟，撈出瀝乾備用。

2. 雞腿沖洗乾淨，用廚房紙巾擦乾水分，雞皮朝下放入鍋中煎至兩面微焦，取出、切塊。

3. 鍋中雞油留下少許，放入薑片炒香，加入雞塊略炒，倒入米酒與 1/2 杯水加鍋蓋燜煮 10 分鐘。

4. 起鍋前加鹽、糖和白胡椒煮勻，再倒入苦茶油略為拌炒，食用前淋在麵線上即可。

Day5 ● 蒜炒高麗菜

材料

高麗菜 200 公克
大蒜 2 瓣
植物油 少許

調味料

鹽適量

作法

1. 高麗菜葉片洗淨，切片；大蒜去皮，洗淨，拍碎。

2. 炒鍋倒植物油加熱，爆香大蒜後放入高麗菜，快速翻炒至變軟，加入調味料，蓋上鍋蓋略為燜煮 1 ～ 2 分鐘即可。

Day6 ● 鮮蛤拉麵

材料

拉麵 120 公克、**蛤蜊** 8 顆、
肉片 35 公克、**鮮香菇** 2 朵、
小白菜 50 公克、**薑** 1 片、
植物油 1 小匙

調味料
鹽少許

作法

1. 蛤蜊洗淨，放入鹽水浸泡吐沙乾淨；鮮香菇洗淨，去蒂、切片；小白菜去根部後洗淨、切段；薑切絲備用。

2. 鍋中加水煮沸，依序放入拉麵及小白菜煮熟，撈起、瀝乾水分，放入麵碗中。

3. 炒鍋倒入植物油加熱，放入薑絲炒香，續入肉片與鮮香菇略炒，加水 400c.c. 煮滾，最後加鹽調味，沖入麵碗即可。

Day6 ● 清燙大陸妹

材料
大陸妹 200 公克

調味料
鹽、香油少許

作法
1. 大陸妹剝開葉片，洗淨，切成適當大小。
2. 鍋中倒水煮滾，加少許鹽後放入大陸妹汆燙。
3. 撈出、瀝乾水分，加調味料輕拌均勻即可。

Day7 ● 豬肉豆腐鍋

材料
里肌肉片 80 公克、
白菜 100 公克、**鮮蝦** 3 尾、
玉米筍 3 根、**板豆腐** 1/2 塊、
青蔥 2 支

調味料
鹽少許

作法
1. 白菜洗淨，切片；鮮蝦挑除腸泥，洗淨；玉米筍洗淨，切小段；板豆腐切小塊；蔥洗淨，切絲備用。
2. 白菜、玉米筍、豆腐放入鍋中，加入淹過材料的水或高湯煮滾，加入調味料。
3. 最後加肉片及鮮蝦煮熟，灑上蔥絲。
4. 搭配白飯 1 碗食用即可，湯宜酌量。

Day**1** ● 豆豉蒸魚

材料
鱈魚 1 片約 250 公克
豆豉 1 小匙
蔥 1 支
薑 2 片

調味料
醬油少許、米酒 1 小匙

作法

1. 鱈魚用清水略沖，再用廚房餐巾紙擦去水氣，盛入盤子，鋪上豆豉，淋上調味料，放入電鍋中，外鍋倒入杯水蒸至開關跳起。

2. 蔥洗淨，和薑均切絲，鋪在剛蒸好的鱈魚上再燜 1 分鐘即可取出。

Day**1** ● 燴絲瓜

材料
絲瓜 1/2 條
紅蘿蔔 30 公克
薑 2 片
油 少許

調味料
鹽少許

作法

1. 絲瓜洗淨，削皮，對切後再切約 1 公分塊狀；紅蘿蔔去皮，和薑均切絲備用。

2. 鍋中倒油燒熱，放入薑絲和紅蘿蔔絲炒香，放入絲瓜、鹽及少許水，蓋上鍋蓋燜煮至絲瓜熟軟即可。

Day2 ● 野菇雞肉炊飯

材料
白米 1/2 杯、**雞柳** 1 條、
鴻喜菇 1/2 包、**鮮香菇** 2 朵、
高麗菜 30 公克、**紅蘿蔔** 20 公克、
白芝麻少許

調味料
醬油 2 小匙、味酥 1/2 小匙、
鹽少許

作法
1. 雞肉洗淨，切小塊，加調味料均勻攪拌，醃漬 2 小時入味；白米洗淨，加水 1/2 杯浸泡 15 分鐘。

2. 鴻喜菇切除根部，剝開沖洗乾淨；鮮香菇洗淨，去蒂、切片；高麗菜洗淨，切條狀；紅蘿蔔去皮，切絲備用。

3. 將白米和泡米水放入電子內鍋，依序鋪上雞肉及所有蔬菜材料，煮熟後灑上芝麻再燜 10 分鐘即可。

Day3 ● 鮮蔬飯捲

材料
海苔片 2 片、**白飯** 1 碗、
雞蛋 1 顆、**紅蘿蔔** 50 公克、
菠菜 150 公克、**植物油**少許

調味料
白芝麻、芝麻油、鹽少許

作法
1. 紅蘿蔔去皮，切絲，放入加植物油燒熱的鍋中炒熟，加入少許鹽調味。

2. 雞蛋加少許鹽巴打散，放入平底鍋煎熟，切長條狀。

3. 菠菜去除根部、洗淨，放入滾水燙熟，撈起泡冰開水，擠乾水分後加少許鹽、白芝麻及芝麻油略拌均勻。

4. 將白飯鋪放在海苔上，一一加入作法 1 ～ 3 所有材料捲起，切成適當大小即可。

Day3 ● 鮭魚海帶芽味噌湯

材料
鮭魚 1 片（約 150 公克）
洋蔥 20 公克
嫩豆腐 1/2 塊
海帶芽 3 公克
青蔥 1 支

調味料
味噌 1 大匙、味醂 1/4 小匙

作法
1. 鮭魚切塊；洋蔥去皮，切丁；嫩豆腐切小塊；蔥洗淨，切末備用。

2. 鍋中倒水 400c.c.，加洋蔥煮至略呈透明狀，依序再加鮭魚、豆腐及海帶芽煮熟。

3. 將味噌放入漏勺拌勻融於湯中，加入味醂及蔥花略煮，熄火即可。

Day4 ● 菇菇飯

材料
白米 50 公克
鮮香菇 20 公克
水 60c.c.
植物油少許

調味料
醬油 1/3 大匙、白胡椒粉少許

作法
1. 白米洗淨，瀝乾，加水浸泡約 15 分鐘；香菇洗淨，切片備用。

2. 炒鍋倒植物油加熱，加入香菇煸炒出香氣，與白米、泡米水及所有調味料放入電子鍋，按下開關煮至跳起再燜 10 分鐘即可。

Day4 ● 紅燒雞腿

材料
雞腿 1 支（約 200 公克）
洋蔥 1/4 顆
青蔥 1 根
薑 10 公克
植物油少許

調味料
醬油 1 小匙、豆瓣 1/2 小匙、
砂糖 1/2 小匙、鹽少許、
白胡椒少許

作法
1. 雞腿洗淨，放入滾水中略汆燙，撈起備用。

2. 洋蔥洗淨，切絲；蔥洗淨，切段；薑洗淨，切片備用。

3. 鍋中倒植物油加熱，放入作法 2 材料以中小火炒香，加入所有調味料煮滾，再加雞腿，蓋上鍋蓋以中小火滷煮約 15 分鐘即可。

Day4 ● 清炒莧菜

材料

白莧菜 200 公克
大蒜 2 瓣
植物油少許

調味料

鹽少許、米酒 1/2 小匙

作法

1. 莧菜去除根部、洗淨,切小段;
大蒜去皮,切碎備用。

2. 鍋中倒植物油加熱,放入蒜末
炒香,加莧菜及少許水拌炒至
軟,再加鹽調味,起鍋前嗆入
米酒快速拌炒即可。

Day5 ● 秋葵蒸蛋

材料

秋葵 2 根
蛋 1 顆
水 100c.c.

調味料

鹽少許

作法

1. 秋葵洗淨,將蒂頭切除,再切
成片狀備用。

2. 蛋打散,加水和鹽混合均勻,
以濾網過篩,再加秋葵片,放
入電鍋中,外鍋倒 1 杯水蒸至
開關跳起即可。

Day5 ● 清蒸鱸魚

材料

鱸魚片 250 公克、**蔥** 1 支、
薑 20 公克

調味料

蒸魚醬油 1/2 大匙、鹽少許、
香油少許

作法

1. 蔥洗淨，切絲；薑一半切片，一半切絲備用。

2. 鱸魚洗淨，用廚房紙巾擦乾水分，鋪上薑片，移至蒸鍋以大火蒸約 8 分鐘。

3. 開鍋蓋，挑除薑片，淋入攪拌均勻的調味料，灑上蔥絲與薑絲，蓋上鍋蓋再燜 1 分鐘即可。

 清蒸鱸魚 很多人會說手術後要吃鱸魚湯，因為鱸魚含有十分豐富的優質蛋白質，又含礦物質鋅，所以能夠幫助傷口的修復。

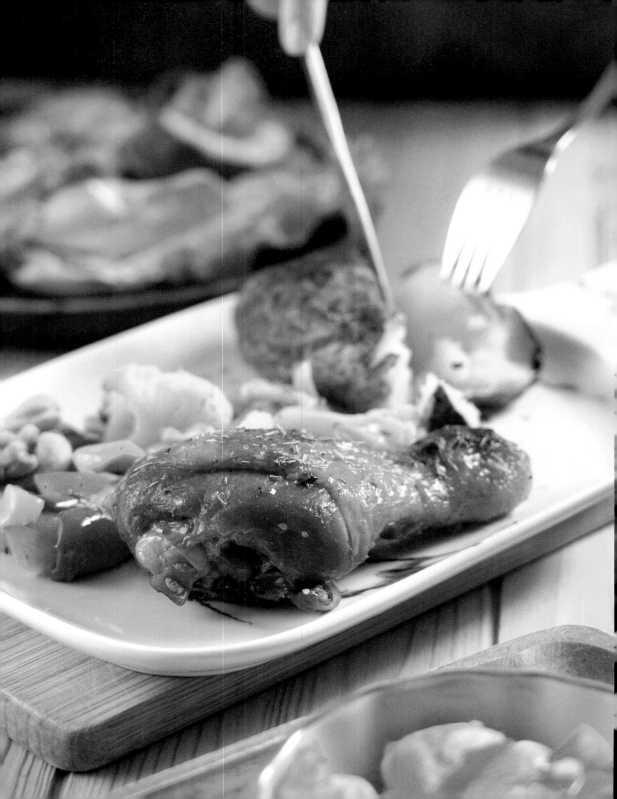

Day6 ● 迷迭香烤雞腿佐馬鈴薯及白花椰

材料

雞腿 1 支（200 公克）
馬鈴薯 1 顆
紅黃甜椒各 1/4 顆
白花椰菜 150 公克

調味料

義大利香料 1/2 小匙、迷迭香葉少許、白胡椒鹽 1/4 小匙

作法

1. 雞腿洗淨、瀝乾，腿骨部位及肉面各劃 2 刀，加調味料放入冰箱醃漬 4 小時至入味。

2. 紅黃甜椒洗淨，切塊；馬鈴薯刷洗洗淨，帶皮水煮至筷子可穿透；白花椰菜洗淨，去皮、切小朵，放入滾水汆燙，撈起瀝乾備用。

3. 鍋中輕抹少許植物油加熱，雞腿皮朝下放入，以小火慢煎至金黃，翻面再略煎一下。

4. 烤箱以上下火 230 度預熱 5 分鐘。

5. 烤盤鋪上鋁箔紙，放上雞腿，入烤箱烤約 15 分鐘，再加馬鈴薯、甜椒及白花椰續烤 10 分鐘即可。

Day7 ● 蔥香麵線

材料

麵線 1 把
蔥 2 支
乾香菇 3 朵
薑 1 片
植物油 1/2 大匙

調味料
鹽少許

作法

1. 乾香菇洗淨，加溫水浸泡至軟，切絲；蔥洗淨，切小段；薑切末備用。

2. 炒鍋倒植物油加熱，放入薑末及香菇絲以中小火煸至香氣飄出，再加入蔥末炒香。

3. 煮一鍋滾水，放入麵線燙煮約1 分鐘至軟，撈出盛盤，與作法 2 拌勻即可。

Day7 ● 嫩菠菜

材料

菠菜 200 公克
白芝麻 少許

調味料
昆布醬油、冷開水各 1/2 小匙

作法

1. 白芝麻放入乾鍋中炒香；調味料均勻攪拌備用。

2. 菠菜切除根部並沖洗乾淨，切小段，放入沸水煮約 40 秒，撈起浸泡於冰開水待涼，以手擠出多餘水分。

3. 將菠菜與醬汁拌勻，食用前灑上白芝麻即可。

Day7 ● 豆醬蒸豆腐

材料

豆腐 1 塊

絞肉 20 公克

薑 5 公克

調味料

黃豆醬 2 小匙

作法

1. 薑洗淨，切末；絞肉加黃豆醬攪拌均勻備用。

2. 豆腐洗淨，擺入盤中，依序鋪入薑末和絞肉豆醬，放入水已煮滾的蒸鍋中，加蓋蒸約 10 分鐘即可。

豆醬蒸豆腐 家中可以常備一些簡單的醬料，烹飪時就能快速出餐，例如這道料理中所使用的黃豆醬，無論搭配魚或豆腐簡單蒸煮，都是美味又方便的營養菜餚！

第 **2** 週修復期
飲食計畫

	Day **1**	Day **2**	Day **3**
早餐	里肌肉片吐司 P. 152 黑芝麻豆漿 P. 153	牛奶燕麥粥 P. 153	芋頭饅頭 優格 P. 154
午餐	蒜泥白肉 清炒豆苗 P. 157 薑絲蛤蜊湯 P. 158	白飯 鮮菇蘆筍 P. 158 甜椒香拌肉丁 P. 159	三色蔬菜飯 鹽烤鯖魚 P. 160
下午點心	低糖蓮子銀耳湯 P. 166	低糖菊花茶凍 P. 166	杏仁奶 1 杯 （240c.c.） * 購買市售食品亦可
晚餐	芝麻飯 柴魚涼拌秋葵 P. 167 蛤蜊蒸魚片 P. 168	昆布豆腐鍋 P. 169	山藥炊飯 P. 169 蒜泥白肉 P. 157 枸杞高麗菜 P. 170

Day 4	Day 5	Day 6	Day 7
南瓜煎餅 優格 P. 154	黑芝麻豆漿 P. 153 蒸地瓜 P. 156	吐司夾蛋・牛奶 P. 156	玉米蛋餅 無糖豆漿 P. 156
紅蘿蔔胚芽飯 薑炒皇宮菜 P. 161 蝦仁蒸蛋 P. 162	白飯 紅燒雞腿 P. 143 韓式涼拌菜 P. 162	白飯 炒紅鳳菜 P. 134 清蒸鮮蝦 P. 164	紅麴飯 P. 164 雞絲銀芽 吻仔魚莧菜 P. 165
香蕉蛋白粉 P. 167	乾燥秋葵餅 1 小包 （約 40 公克） * 購買市售食品即可	茶葉蛋 1 顆 * 購買市售食品亦可	即食雞胸肉 1 包 （約 100 公克） * 購買市售食品亦可
鮮蛤拉麵 P. 170 清燙大陸妹 P. 139	白飯 香煎秋刀魚 清炒菠菜 P. 171	白飯 雙色山藥蒸雞 芹菜豆干 P. 172	海鮮拉麵 P. 173

Day1 ● 里肌肉片吐司

材料
吐司 2 片、**豬里肌肉片** 1 片、
美生菜 2 小片、**鳳梨果肉** 1 片、**蘋果** 2 片

調味料
醬油、白胡椒粉少許

作法

1. 豬里肌肉片加調味料略醃，放入加了少許油的鍋中煎熟備用。

2. 吐司放入烤箱加熱 1 分鐘，取出，夾入肉片及其他蔬果材料即可。

里肌肉片吐司 平常利用假日可以購買里肌肉薄片稍加醃漬後，再分成小包裝放入冷凍庫。只要在食用前一晚放到冷藏退冰，早上簡單用電鍋、微波爐、煎鍋加熱即可，而不同器具烹調所產生的肉質風味也不一樣。在家自己做肉片的好處是，能夠減少外食中常用於肉類的磷酸鹽添加劑，磷酸鹽雖能讓肉質變柔軟，但相對「酸」，自己親手調理能夠讓我們的胃更舒服！

Day 1 ● 黑芝麻豆漿

材料

低糖豆漿 240c.c.
黑芝麻粉 1/2 大匙
亞麻籽粉 1/2 大匙

作法

低糖豆漿倒入杯中，微波加熱後再加黑芝麻粉及亞麻籽粉攪拌均勻即可。

黑芝麻豆漿 家中若是有調理機，可以多使用原型的黃豆、亞麻籽、黑芝麻打成漿，這樣當做一餐，即使不搭配固體食物都是可以的。從事業務工作或一不小心就錯過用餐時間的人，也可以先做好放在保溫杯裡帶出門，餓了方便吃。記住！放任飢餓感、餓過頭，都是虐胃的行為。

Day 2 ● 牛奶燕麥粥

材料

即食燕麥 100 公克
鮮奶 400c.c.
堅果 30 公克
葡萄乾 1 大匙
蔓越莓 1 大匙

調味料

糖 10 公克

作法

1. 鮮奶倒入鍋中，小火加熱至略為沸騰，加入即食燕麥與糖，邊煮邊攪至燕麥熟軟。

2. 待稍涼後，加入堅果、葡萄乾、蔓越莓即可。

Day3 ● 芋頭饅頭‧優格

材料
芋頭饅頭 1 顆
優格 250 公克

作法
芋頭饅頭加熱後，搭配優格食用即可。

Day4 ● 南瓜煎餅‧優格

材料
南瓜 150 公克、**太白粉** 25 公克、
中筋麵粉 100 公克、
芹菜末 10 公克、**水**適量、
橄欖油少許
優格 250 公克

調味料
胡椒粉及鹽少許

作法
1. 南瓜去皮及籽，切塊後放入電鍋蒸熟，取出待涼備用。

2. 中筋麵粉、太白粉放入大碗，加水 100c.c. 拌勻，靜置 15 分鐘，再加入南瓜、芹菜末及所有調味料，攪拌均勻備用。

3. 鍋中倒橄欖油略為加熱，倒入南瓜麵糊用小火煎至兩面成金黃色。

4. 搭配優格食用即可。

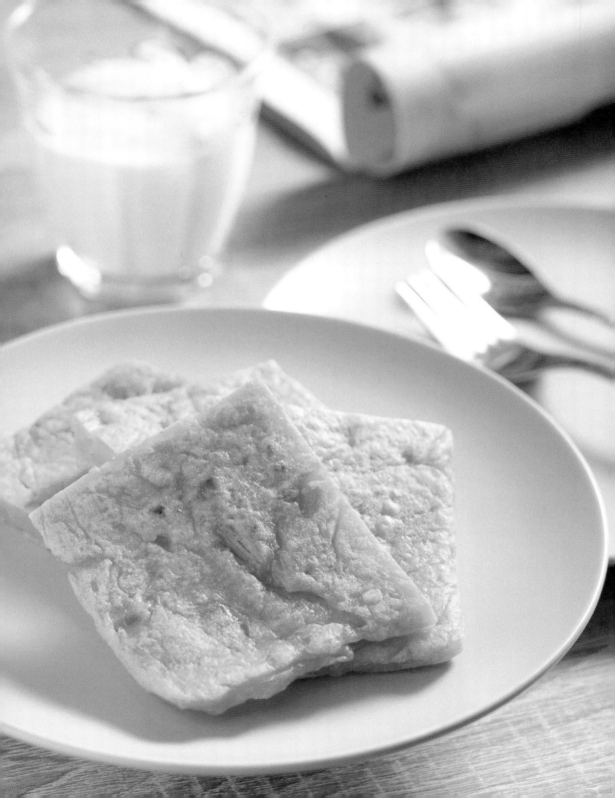

Day5 ● 蒸地瓜

材料
地瓜 1 條約 250 公克

作法
將地瓜外皮刷洗乾淨,放入電鍋蒸熟即可。

Day6 ● 吐司夾蛋・牛奶

材料
白吐司 2 片
雞蛋 1 顆
植物油少許
牛奶 1 杯(240c.c.)

作法
1. 鍋中倒油加熱,放入雞蛋煎至全熟備用。

2. 吐司放入烤箱微烤加熱,夾入荷包蛋,搭配牛奶食用即可。

Day7 ● 玉米蛋餅・無糖豆漿

材料
餅皮 1 張
雞蛋 1 顆
玉米粒 30 公克
植物油少許
無糖豆漿 1 杯(約 240c.c.)

作法
1. 將雞蛋打散成蛋液,加入玉米粒拌勻。

2. 起油鍋,倒入蛋液待略為凝固,放上蛋餅皮煎熟即可。

3. 搭配無糖豆漿食用即可。

Day**1** ● 蒜泥白肉

材料

豬瘦肉片 200 公克、**大蒜** 3 瓣、
薑 20 公克

調味料

醬油 1/2 大匙、醬油膏 1/2 大匙、
冷開水 1 大匙、糖 1/2 小匙

作法

1. 豬肉片洗淨，放入滾水快煮至
   熟，撈出、瀝乾水分，排入盤
   中備用。

2. 大蒜去皮、洗淨，磨成泥狀；
   薑洗淨，切絲，泡入冷開水中
   備用。

3. 將所有調味料和蒜泥放入碗中
   調勻，淋在肉片上，鋪上瀝乾
   水分的薑絲即可。

Day**1** ● 清炒豆苗

材料

豌豆苗 1 包
大蒜 2 瓣

調味料

橄欖油、鹽少許

作法

1. 豌豆苗漂洗乾淨；大蒜去
   皮，切片。

2. 鍋中放入豌豆苗及蒜片，均
   勻加入橄欖油及少許水，加
   鍋蓋以中大火煮滾。

3. 打開鍋蓋，續煮至略為收
   汁，最後加鹽拌勻即可。

蒜泥白肉 選用豬瘦肉片調理能減少油脂對胃的刺激，會比我們常見的五花肉來得更好。但對於牙口不好的人或是長輩則可以改選梅花肉，雖然比起瘦肉片含有較多油脂，但因為烹調時已經過汆燙步驟，能夠大大減少油量帶來的刺激。

Day 1 ● 薑絲蛤蜊湯

材料
蛤蜊 250 公克
薑 3 片

調味料
鹽、米酒少許

作法

1. 蛤蜊洗淨，浸泡鹽水，靜置使其吐沙後再用水沖洗乾淨；薑切細絲備用。

2. 鍋中倒 1 碗水，放入薑絲一起煮滾，放入蛤蜊煮至蛤蜊殼口打開，立即熄火，加入米酒及鹽調味即可。

Day 2 ● 鮮菇蘆筍

材料
雪白菇 50 公克
鮮香菇 2 朵
蘆筍 1/2 把
大蒜 2 瓣

調味料
橄欖油 1/4 小匙，鹽、糖少許

作法

1. 蘆筍削除老皮，切段；菇類材料洗淨，切除蒂頭，雪白菇剝開，鮮香菇切片備用。

2. 作法 1 材料分別放入滾水中汆燙，撈出、入冷開水泡涼，瀝乾備用。

3. 大蒜去皮，切末，加調味料拌勻，淋入蔬菜材料中略拌均勻即可。

Day2 ● 甜椒香拌肉丁

材料

黃、紅椒共 50 公克、**豬中里肌肉**（俗稱老鼠肉）40 公克、
洋蔥 20 公克、**大蒜** 1 瓣、**腰果** 20 公克、**植物油**少許

調味料

A：醬油、米酒各 1/4 小匙，糖、太白粉適量
B：鹽少許

作法

1. 中里肌肉洗淨，切丁，加調味料 A 拌勻，醃漬 15 分鐘備用。

2. 黃、紅椒洗淨，切小片，入滾水汆燙，撈進冰水冰鎮，瀝乾。

3. 洋蔥去皮，切小片；大蒜去皮，切末。

4. 鍋中倒植物油加熱，爆香蒜末及洋蔥，放入肉丁炒熟，起鍋前加 B 料調味，略為降溫後，倒入大碗中，加黃、紅椒及腰果拌勻即可。

甜椒香拌肉丁 針對脹氣一族，可以觀察自己吃了甜椒後是否容易脹氣，再決定要不要避開。因為甜椒雖然是易引發脹氣的食物之一，但並不是每個人都會有相同反應。我曾經驗過慢性過敏原（IgG），發現甜椒是過敏食物之一，後來仔細觀察自己吃甜椒、青椒大概三口之後，都會有脹氣打嗝的現象，便略為減少食用頻率。不過，甜椒是含有豐富維生素 C 的蔬菜，這時就要記得選擇其他高 C 蔬果代替。當然，有些專家認為 IgG 過敏原檢測未必與食物過敏明確相關，但個人諮詢經驗搭配營養評估認為其實這樣能有助更了解自己的身體狀況。

Day3 ● 三色蔬菜飯

材料

白米 1/2 杯

玉米粒、豌豆仁、紅蘿蔔共 30 公克

水 1/2 杯

作法

1. 玉米粒、豌豆仁洗淨；紅蘿蔔去皮、洗淨，切丁備用。

2. 白米洗淨、瀝乾，放入電子鍋內鍋，加水浸泡約 15 分鐘，鋪上三色蔬菜丁，按下開關煮熟即可。

Day3 ● 鹽烤鯖魚

材料

鯖魚 1 片（約 200 公克）

調味料

鹽少許

作法

1. 鯖魚表皮略劃兩刀，兩面均勻抹鹽。

2. 烤箱預熱 5 分鐘，將鯖魚片放在已鋪好烘焙紙的烤盤上，放入烤箱以 200 度烤 15 ～ 20 分鐘即可。

Day4 ● 紅蘿蔔胚芽飯

材料

紅蘿蔔 30 公克
胚芽米 20 公克
白米 20 公克

作法

1. 紅蘿蔔去皮，切絲，入油鍋略炒至鍋中油呈紅黃色，盛起。

2. 胚芽米與白米洗淨，胚芽米浸泡 1 小時、瀝乾，和白米放入大碗，加入炒好的紅蘿蔔及 60c.c. 的水。

3. 放入電鍋，外鍋倒 1 杯水煮至開關跳起、略燜 10 分鐘即可。

Day4 ● 薑炒皇宮菜

材料

皇宮菜 1 把
薑 2 片
植物油 少許

調味料

鹽、米酒適量

作法

1. 皇宮菜洗淨，撕下葉片，菜梗切段；薑切絲備用。

2. 鍋中倒植物油加熱，炒香薑絲，放入皇宮菜拌至熟軟，起鍋前加米酒和鹽調味即可。

薑炒皇宮菜 很多人以為食材口感黏滑就能有護胃作用，但是目前還未找到皇宮菜養胃的相關資訊。不過，其黏液部分為水溶性膳食纖維，是由黏膠質（mucilage）、β- 葡聚醣（Glucan）及黏多醣（Mucopoly saccharides）結構組成；葉片部位富含 β- 胡蘿蔔素（β-carotene）及維生素 A、B、C，而這些都是提升免疫防護力的重要營養素。同時，皇宮菜也是所謂的高鈣蔬菜喔！

Day4 ● 蝦仁蒸蛋

材料

蝦仁 3 尾
雞蛋 1 顆
水 100c.c.
蔥 1/2 支

調味料

味醂 1/4 小匙、柴魚醬油 1/8 小匙、鹽少許

作法

1. 蝦仁去腸泥，洗淨；蔥洗淨，切末，泡入冷開水、瀝乾備用。

2. 雞蛋打入碗中，加水及所有調味料攪拌均勻，以篩網過篩倒入碗中。

3. 蒸鍋加水煮沸，放入作法 2 以中火蒸約 5 分鐘，將蝦仁鋪在蒸蛋上續蒸 2 分鐘，掀蓋灑入蔥花，熄火燜 1 分鐘即可。

Day5 ● 韓式涼拌菜

材料

菠菜 100 公克、**青江菜** 70 公克、**黃豆芽** 70 公克

調味料

胡麻油 2 大匙、蒜泥 1 小匙、鹽、醬油 1 小匙、胡椒少許、炒過的白芝麻 1 大匙

作法

1. 黃豆芽洗淨，去除鬚根，放入滾水燙熟，撈起冷卻，稍微擰乾水分。

2. 菠菜洗淨，整株放入加了少許鹽與油的熱水中汆燙 1 分鐘，撈起泡冷水，擰乾水分後切除根部，再切成小段。

3. 青江菜洗淨，放入加了少許鹽與油的熱水中汆燙 1 分鐘，撈起冷卻，擰乾水分再切成小段。

4. 調味料攪拌均勻，淋在燙好的蔬菜上即可，可以混著也可以分開吃。

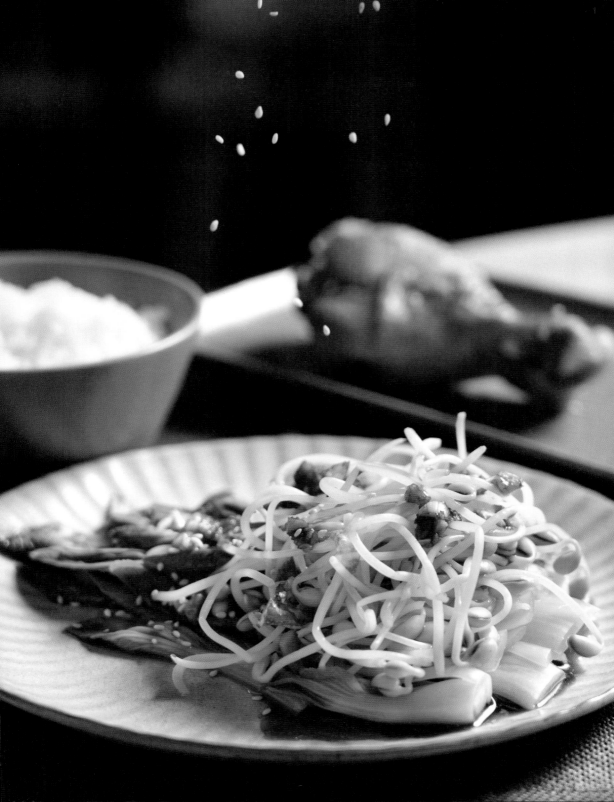

Day6 ● 清蒸鮮蝦

材料
鮮蝦 8 尾
蔥 1 支
薑 1 小片

調味料
米酒 1/2 小匙

作法
1. 鮮蝦挑除腸泥，洗淨，排入盤中備用。

2. 蔥與薑均洗淨，切絲，鋪在鮮蝦上，淋入米酒，放入蒸鍋中以中大火蒸 5 ～ 6 分鐘即可。

Day7 ● 紅麴飯

材料
白米 1/2 杯
紅麴醬 1/2 小匙
水 1/2 杯

調味料
米酒、二砂糖少許

作法
1. 白米洗淨、瀝乾，放入電子鍋內，加入水和紅麴醬煮至開關跳起。

2. 開蓋，加入調味料翻拌均勻，蓋上鍋蓋略燜一下即可。

Day7 ● 雞絲銀芽

材料

雞胸肉 100 公克
綠豆芽 50 公克
韭菜花 20 公克

調味料

鹽、糖、雞粉、香油少許

作法

1. 雞胸肉放入滾水煮熟，撈出待涼，用手剝成絲狀備用。

2. 綠豆芽洗淨，摘除頭尾，即成銀芽；韭菜花洗淨，切小段，與銀芽分別汆燙，撈出、用冷開水沖涼，瀝乾。

3. 全部食材及調味料混合，輕拌均勻即可。

Day7 ● 吻仔魚莧菜

材料

吻仔魚 30 公克
白莧菜 200 公克
大蒜 1 瓣
植物油少許

調味料

鹽、米酒、香油少許

作法

1. 莧菜洗淨，切除根部，切小段；大蒜去皮，切末；吻仔魚漂洗乾淨、瀝乾。

2. 鍋中倒植物油加熱，炒香蒜末及吻仔魚，加入莧菜及少許水拌炒，起鍋前再加調味料炒勻即可。

Day1 ● 低糖蓮子銀耳湯

材料

新鮮蓮子 1/2 碗、**新鮮白木耳** 100 公克、**枸杞** 1 小匙

調味料

糖 20 公克

作法

1. 白木耳去蒂頭、洗淨，撕成小片；蓮子、枸杞洗淨備用。

2. 蓮子、紅棗、枸杞放入鍋中，加水 600c.c.，移入電鍋，外鍋放 2 杯水煮至開關跳起。

3. 開鍋蓋、加糖，再燜 20 分鐘即可。（可分 2 餐食用）

低糖蓮子銀耳湯 胃不好想吃甜點怎麼辦？其實過去我們媽媽或阿嬤時代的點心都可說是食療餐，和現在的精緻蛋糕甜點不同。新鮮白木耳搭配蓮子再加一點點糖就很好吃，且纖維含量高，能幫助緩和胃酸的刺激喔！

Day2 ● 低糖菊花茶凍

材料

乾燥杭菊 3 公克
蒟蒻粉 25g

調味料

糖 1/2 大匙

作法

1. 菊花洗淨，放入鍋中加水 250 c.c.，大火煮開後轉小火續煮 10 ～ 15 分鐘，瀝渣。

2. 續入蒟蒻粉及糖邊煮邊攪至完全溶化，熄火，倒入容器冷藏 2 小時至凝固即可。

低糖菊花茶凍 自製點心的好處是，我們能夠自行調整甜度，熱量相對也能獲得控制。這道料理無論使用蒟蒻或洋菜製作都可，它們都屬於纖維家族的一員，有助舒緩胃酸的分泌狀況。

Day4 ● 香蕉蛋白粉

材料

高蛋白粉 1 大匙
冷凍香蕉 1 根（亦可替換成蘋果
或鳳梨等其他水果）

作法

冷凍香蕉去皮，切塊，放入攪拌
機中，再加入高蛋白粉攪打至均
勻即可。

> **香蕉蛋白粉** 當平日飲食中
> 的蛋白質食物吃的量比較
> 不充足時，市面上販售的高蛋白
> 粉或是酪蛋白、乳清蛋白、植物
> 蛋白等產品，都不失為補充的另
> 一種選項喔！

Day1 ● 芝麻飯

材料

白飯 1 碗、**黑芝麻** 1/2 小匙

作法

黑芝麻放入乾鍋中炒香，灑在
白飯上即可。

Day1 ● 柴魚涼拌秋葵

材料

秋葵 150 公克、**柴魚片**少許

調味料

柴魚醬油 1/2 大匙

作法

1. 秋葵清洗乾淨，放入加鹽的
   滾水中燙熟，撈出、瀝乾，
   待涼，切除蒂頭。

2. 鋪入盤中，淋上柴魚醬油，
   灑柴魚片即可。

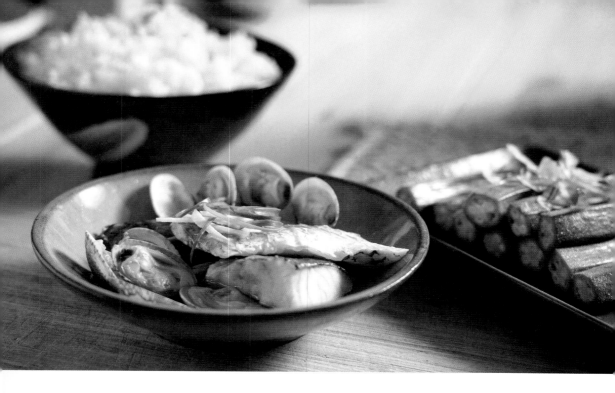

Day 1 ● 蛤蜊蒸魚片

材料
鱸魚排 200 公克、**蛤蜊** 8 顆、**薑** 1 片、**青蔥** 1 支

調味料
鹽、米酒少許

作法

1. 薑與蔥洗淨，均切絲，泡入冷開水中；蛤蜊加水浸泡，吐沙乾淨備用。

2. 鱸魚排洗淨，加入調味料抹勻，排入蒸盤中。

3. 大鍋中倒入水煮滾，放入鱸魚轉大火蒸約 3 分鐘，加入蛤蜊蒸至開口，灑上薑絲及蔥絲即可。

Day2 ● 昆布豆腐鍋

材料

青江菜或茼蒿 100 公克
芝麻葉 50 公克
包白菜 100 公克
凍豆腐 3 塊
白豆包 1 片
鯛魚片 150 公克
玉米 2 小塊
白蘿蔔 100 公克

調味料
鹽適量、昆布高湯

作法

1. 蔬菜洗淨，切適當大小；將青江菜和鯛魚以外的食材放入鍋中，再鋪上凍豆腐。

2. 倒入高湯淹過材料，以中火加熱約 5 分鐘，放入鯛魚片再煮 5 分鐘。

3. 加入青江菜一邊以小火繼續加熱，即可搭配 1 碗白飯或熟麵條食用。

Day3 ● 山藥炊飯

材料

白米 100 公克
紫山藥 60 公克

作法

1. 紫山藥去皮，切丁備用。

2. 白米洗淨，瀝乾水分後放入電子鍋，加入 1.2 倍水量，鋪上紫山藥丁，按下煮飯鍵煮至開關跳起即可。

Day3 ● 枸杞高麗菜

材料
高麗菜 250 公克
枸杞 1/2 大匙
薑 1 片
植物油少許

調味料
鹽少許

作法
1. 高麗菜洗淨,切大片;枸杞以溫水泡軟;薑片切絲備用。

2. 炒鍋倒油燒熱,放入薑絲爆香,加入高麗菜快炒至熟透。

3. 起鍋前放入枸杞及鹽拌炒均勻即可。

Day4 ● 鮮蛤拉麵

材料
拉麵 120 公克、**蛤蜊** 8 顆、
肉片 35 公克、**鮮香菇** 2 朵、
小白菜 50 公克、**薑** 1 片、
植物油 1 小匙

調味料
鹽少許

作法
1. 蛤蜊洗淨,放入鹽水浸泡吐沙乾淨;鮮香菇洗淨,去蒂、切片;小白菜去根部後洗淨、切段;薑切絲備用。

2. 鍋中加水煮沸,依序放入拉麵及小白菜煮熟,撈起、瀝乾,放入麵碗中。

3. 鍋中倒植物油加熱,爆香薑絲,放入肉片與鮮香菇略炒,加水 400c.c. 煮滾,最後加鹽調味,沖入麵碗即可(湯不喝或喝一兩口)。

Day5 ● 香煎秋刀魚

材料
秋刀魚 1 條
植物油少許

調味料
鹽少許

作法
1. 秋刀魚洗淨,切成兩段,表面略劃兩刀,均勻抹鹽,醃約10 分鐘。

2. 鍋中倒植物油加熱,將魚表面水分擦乾後入鍋,以中小火煎至兩面香酥金黃即可。

Day5 ● 清炒菠菜

材料
菠菜 200 公克
大蒜 2 瓣
植物油少許

調味料
鹽少許

作法
1. 菠菜去除根部、洗淨,切小段;大蒜去皮,切碎備用。

2. 鍋中倒植物油加熱,放入蒜末炒香,加菠菜及少許水拌炒至軟,起鍋前再加鹽調味即可。

Day6 ● 雙色山藥蒸雞

材料
白山藥 60 公克
紫山藥 60 公克
雞腿 150 公克

調味料
鹽 1/4 小匙

作法

1. 白山藥、紫山藥削皮，切塊；雞腿切塊，放入滾水汆燙，撈出沖冷水，洗去雜質。

2. 所有材料加調味料及少許水，移入電鍋，外鍋加 1 杯水蒸至開關跳起，再燜 20 分鐘即可。

Day6 ● 芹菜豆干

材料
芹菜 100 公克
豆干 2 片
大蒜 1 瓣
植物油少許

調味料
雞粉 1 小匙、醬油少許

作法

1. 芹菜去除根部，洗淨，切小段；豆干洗淨，切絲；大蒜去皮，洗淨，切末備用。

2. 炒鍋倒植物油加熱，爆香蒜末後放豆干絲炒香，加入調味料略炒均勻，再加芹菜拌炒至熟即可。

Day7 ● 海鮮拉麵

材料

新鮮魚肉 30 公克、**蝦仁** 30 公克、**牡蠣** 5 顆、**洋蔥** 20 公克
薑 1 片、**昆布** 1 小片、**柴魚** 1/2 小匙、**熟麵條** 120 公克

調味料
鹽少許

作法

1. 魚肉洗淨，切斜片；蝦仁挑除腸泥、洗淨；牡蠣漂洗乾淨；洋蔥及薑均切末。

2. 昆布表面略擦乾淨，放入鍋中加水 400c.c. 煮滾，撈除昆布，加入柴魚，熄火並濾除柴魚，即成湯底。

3. 鍋中倒少許油，爆香洋蔥末及薑末，放入湯底煮滾，依序加所有海鮮材料煮至熟透，最後加鹽調味即可（湯不喝或喝一兩口）。

第3週保養期：
地中海一週飲食計畫

13

	Day 1	Day 2	Day 3
早餐	雜糧饅頭堡 精力湯 P. 176	蔬菜蛋餅 水果優酪 P. 177	鮭魚糙米粥 P. 178
午餐	海鮮炒麵 蒜拌地瓜葉 P. 182 五行雞湯 P. 183	優格雞肉沙拉 P. 185	清湯蚌麵 烤秋刀魚 P. 186 炒芥藍菜 舞菇雞湯 P. 187
下午點心	五穀粉 1 包 ＊購買市售食品沖泡亦可	綠豆湯 1 碗 ＊購買市售食品亦可，湯少喝	雜糧饅頭 1 顆 ＊購買市售食品亦可
晚餐	玉米燕麥飯 麻醬蘆筍 P. 195 香煎虱目魚肚 P. 196	黑米飯 乾煎肉魚 P. 197 繽紛西芹 鳳梨苦瓜雞湯 P. 198	紫米飯 酥烤鯛魚下巴 P. 199 咖哩蔬菜 P. 200

	Day 4	Day 5	Day 6	Day 7
	起司蔬果三明治 香蕉牛奶 P. 179	地瓜餅 P. 179 巴西莓優格 P. 180	芋香紫米粥 P. 180	煎雙色天貝 無糖豆漿 P. 181
	糙米飯 豆干肉絲 P. 188 炒空心菜 鮮魚湯 P. 189	黑芝麻糙米飯 乾煎黃魚 P. 190 薑汁雞肉 亞麻仁油拌雙花 P. 191	鮭魚胚芽飯 洋菇拌炒綠花椰 P. 192 塔香小卷 P. 193 蘿蔔雞湯 P. 194	鮪魚貝殼麵沙拉 P. 194
	熟地瓜中型 1 條 *購買市售食品亦可	綜合堅果隨手包 1 包 *購買市售食品即可	煮熟毛豆莢 1 碗 *購買市售食品， 解凍、瀝乾即可	煮熟玉米或玉米 粒 1 碗 *購買市售食品亦可
	南瓜飯 鹽烤香魚 P. 201 香菇炒青江菜 P. 202	薏仁飯 P. 202 乾煎白帶魚 涼拌牛蒡絲 P. 203 雙色蘿蔔湯 P. 204	豌豆濃湯 P. 204 墨西哥鮮蝦蔬 果捲 P. 205	白飯 午仔魚一夜乾 海帶豆腐湯 P. 206 佃煮黑豆 P. 207

Day 1 ● 雜糧饅頭堡

材料

雜糧饅頭 1 顆、**雞蛋** 1 顆、
生菜 2 片、**番茄** 2 片、
小黃瓜 10 公克

調味料
鹽少許

作法

1. 雞蛋打散,加鹽調味,入油鍋拌炒做成炒蛋備用。

2. 生菜、番茄、小黃瓜充分清洗乾淨,均切片備用。

3. 雜糧饅頭加熱,中間剖一刀,夾入炒蛋及蔬菜材料,搭配無糖豆漿即可。

Day 1 ● 精力湯

材料

黃豆 120 公克、**紅蘿蔔** 50 公克、
白芝麻 30 公克、**珊瑚草** 50 公克、
冰糖 15 公克(可不加)

作法

1. 黃豆洗淨,浸泡 6 ～ 8 小時後將水倒掉,另外加入淹過黃豆的水放入電鍋,外鍋加 2 杯水將黃豆蒸煮至熟,撈出,煮過的水不用。

2. 白芝麻放入乾鍋炒熟;珊瑚草加水泡開;紅蘿蔔刷洗乾淨,連皮切成小塊。

3. 全部放入調理機,加溫或熱開水 500c.c. 攪拌均勻即可(非 1 人份,可分 2 ～ 4 餐飲用)。

精力湯 珊瑚草是天然的增稠劑,可以讓精力湯的口感更滑順。若要直接當成早餐不搭配饅頭也可以,黃豆本身就含有澱粉、蛋白質、油脂,再加上白芝麻的好油,以及紅蘿蔔和珊瑚草的豐富纖維,是營養均衡的飲品,並且能幫助腸道與免疫系統的健康。

Day2 ● 蔬菜蛋餅

材料
雞蛋 1 顆
高麗菜 20 公克
低筋麵粉 2 大匙
植物油少許

調味料
鹽、白胡椒粉少許

作法
1. 雞蛋打入碗中，加入調味料、低筋麵粉及適量水，攪拌成均勻麵糊備用。

2. 高麗菜洗淨，切絲，入滾水汆燙，撈起、瀝乾。

3. 鍋中倒少許油加熱，倒入作法1的麵糊，放入高麗菜絲，煎至麵糊熟透即可。

Day2 ● 水果優酪

材料
草莓 2 顆
藍莓 12 顆
麥片 2 大匙
優格 200c.c.
（或以當季水果搭配即可）

作法
1. 所有水果充分清洗乾淨，瀝乾水分備用。

2. 容器先放入麥片，倒入優格，再加上水果即可。

Day3 ● 鮭魚糙米粥

材料

糙米 1/4 杯、**鮭魚** 180 公克、**紅蘿蔔** 30 公克、**乾香菇** 2 朵、
綠花椰 80 公克、**薑** 1 片、**蔥** 1 支、**蛋** 1 顆、**麻油**少許

調味料

鹽、白胡椒粉少許

作法

1. 糙米洗淨，泡水 15 分鐘，烹煮前瀝乾水分；鮭魚切小塊。

2. 薑切絲；蔥切末；乾香菇泡水半小時，擰乾水分、切絲備用。

3. 紅蘿蔔洗淨，去皮，切絲；綠花椰洗淨，去皮、切小朵；蛋打入碗中，
   均勻攪拌。

4. 鍋中倒少許麻油，放香菇絲和薑絲炒香，再放入紅蘿蔔絲拌炒，加
   入糙米及 2 杯水煮約 30 分鐘。

5. 加入鮭魚、淋入蛋液煮熟，起鍋前加調味料煮勻、灑上蔥花即可。

鮭魚糙米粥 糙米含有可幫助精神穩定的 GABA（γ - 氨基丁酸），
是能舒緩心情的好物質，用它做為主食有益於我們的身心健康喔！

Day4 ● 起司蔬果三明治

材料

吐司 2 片、**低脂起司** 1 片、
去皮蘋果片 4 片、**美生菜葉** 1 片

調味料

沙拉醬少許

作法

1. 美生菜充分洗淨，撕成適口片
   狀備用。
2. 吐司放入烤箱略烤，夾入蘋
   果、美生菜及起司即可。

Day4 ● 香蕉牛奶

材料

香蕉 1 根（放到熟自然甜）、
牛奶 300c.c.

作法

香蕉去皮，切小塊，和牛奶攪打
均勻即可。

Day5 ● 地瓜餅

材料

地瓜 100 公克
中筋麵粉 1 大匙
奶粉 1 大匙
植物油少許
低脂優酪乳 1 杯（約 240c.c.）

調味料

砂糖少許

作法

1. 地瓜洗淨，去皮，放入電鍋蒸
   熟，取出，搗成泥狀。
2. 將地瓜泥與所有材料及調味料
   均勻搓揉成糰，壓成圓餅狀。
3. 鍋中倒植物油燒熱，放入地瓜
   餅煎至兩面金黃，搭配低脂優
   酪乳即可。

Day5 ● 巴西莓優格

材料

巴西莓凍乾粉 1 大匙

優格 100c.c.

杏仁果 15 顆

冷凍香蕉 1 根

作法

將上述食材放入果汁機攪打均勻即可。

 巴西莓優格 巴西莓（Acai）
是一種十分健康的超級食物，含有豐富的植物素、花青素、多酚類、纖維、鈣、鉀等等。但它和一般水果不同，營養成分中的油脂比例較高，為避免運送過中容易發生氧化，因此都以凍乾粉或冷凍果漿的包裝品為多。

Day6 ● 芋香紫米粥

材料

黑糯米 1 杯、**芋頭** 1/2 顆

調味料

砂糖 3 大匙、椰漿少許

作法

1. 芋頭去皮，切厚片後蒸熟，待涼，切丁。

2. 黑糯米洗淨，加 4 杯水浸泡 8 小時，移入電鍋，外鍋加 2 杯水煮至開關跳起。

3. 加入芋頭丁和砂糖略拌一下，再燜 30 分鐘，食用時淋上椰漿即可。（可分 4 餐食用）

 芋香紫米粥 針對腸胃不好但又喜歡吃糯米的朋友，不妨試試改以黑糯米取代白糯米，因為含有膳食纖維，對某些人來說比較不會產生刺激胃酸分泌的情形。平時胃酸過多的人也可以選擇不加糖，並且將芋頭切成較大的塊狀，藉著咀嚼相對能讓口腔中的澱粉酶和芋頭做充分的消化。

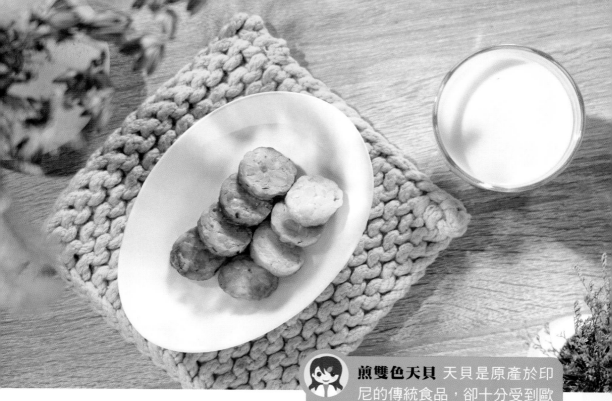

Day7 ● 煎雙色天貝

材料

黑豆天貝 50 公克
黃豆天貝 50 公克

作法

1. 天貝切成 1 公分厚片，放入鹽水浸泡 3 ～ 5 分鐘（也可在上面抹薄薄一層）。

2. 取出天貝瀝乾，放入平底鍋乾煎，依個人口感煎至適當程度，即可搭配豆漿食用。

煎雙色天貝 天貝是原產於印尼的傳統食品，卻十分受到歐美國家歡迎，成為製作健康料理的代表性食物，也是我很喜歡的一種食材，當成早餐或正餐的配菜，都很適合喔！

它的原料就是黃豆，透過去皮、煮熟再發酵製成，除了富含大豆本身的許多人體必需營養素之外，經過發酵後被發現能帶來多種健康好處，例如能「提升鈣、鋅、鐵等礦物質的吸收率」，還會增加一般只在動物性食品能攝取到的維生素 B12。就連美國農業部 USDA 也建議學校餐點裡可加入天貝，用來取代動物性蛋白質。

Day 1 ● 海鮮炒麵

材料

熟麵條 120 公克
鯛魚片 1 片
蝦仁 50 公克
鮮蚵 30 公克
文蛤 6 顆
洋蔥 20 公克
蔥 1 支
植物油少許

調味料

醬油 1 大匙、味醂 1/2 大匙、烏醋少許、鹽少許

作法

1. 鯛魚片切成適口大小,其他海鮮處理乾淨,燙煮至熟,撈起;洋蔥切絲;蔥洗淨,切段備用。

2. 鍋中倒植物油加熱,放入洋蔥及蔥段炒香,加調味料及水 1/4 杯煮滾,再加入麵條及海鮮炒勻即可。

Day 1 ● 蒜拌地瓜葉

材料

地瓜葉 200 公克
大蒜 2 瓣

調味料

醬油膏 1/2 大匙、糖少許、苦茶油 1 小匙

作法

1. 大蒜去皮,磨成泥狀,加所有調味料及適量冷開水攪勻成蒜蓉醬。

2. 地瓜葉洗淨,摘除老梗,放入滾水汆燙至熟,撈出、瀝乾,淋上蒜蓉醬拌勻即可。

Day1 ● 五行雞湯

材料

白蘿蔔 100 公克
紅蘿蔔 100 公克
黑木耳 30 公克
鳳梨 100 公克
綠花椰菜 40 公克
帶骨雞腿 1 支

調味料
鹽少許

作法

1. 蘿蔔、鳳梨削皮，切塊；木耳、綠花椰菜洗淨，切好備用。

2. 所有材料放入鍋中，加水淹過，再入電鍋蒸煮至熟即可。

五行雞湯 五行是傳統「金木水火土」的概念，運用在營養學上其實只是要大家簡單記住每天要吃各種不同顏色的蔬果。因為，只要能吃到五種顏色的蔬果就已經能含括大部分的植化素了！

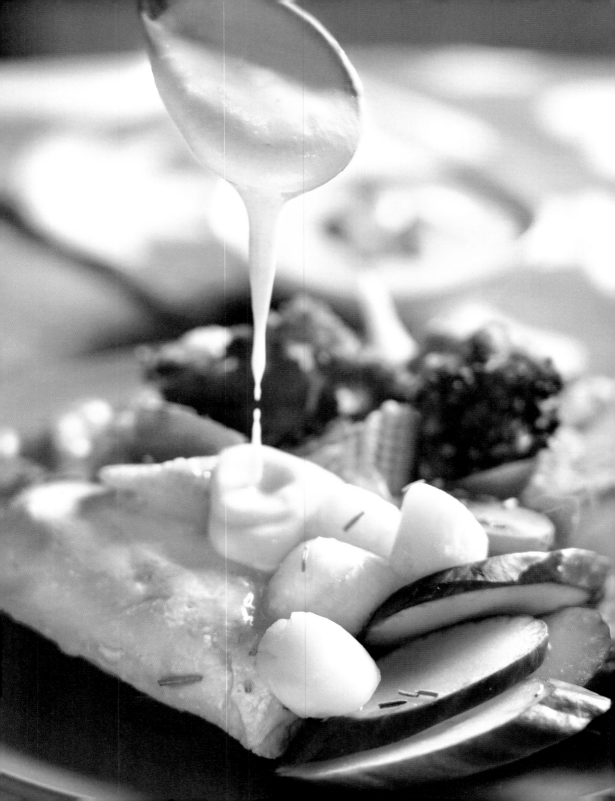

Day2 ● 優格雞肉沙拉

材料

帶皮雞胸肉 100 公克、**干貝** 2 顆、**罐裝即食鷹嘴豆** 30 公克、**蛋** 1 顆、**玉米筍** 50 公克、**小黃瓜** 70 公克、**萵苣** 50 公克、**蘿蔓生菜** 80 公克、**綠花椰** 70 公克、**小番茄** 60 公克

調味料

A：橄欖油 10c.c.、黑胡椒鹽少許、香草粉少許
B：酪梨果肉 100 公克、希臘優格 100 公克、檸檬汁 20c.c.、鹽少許、香草香料少許

作法

1. 雞胸肉加入 A 調味料醃半小時備用。

2. 所有蔬菜洗淨，切成片狀；綠花椰洗淨，去皮、切小朵；小番茄洗淨備用。

3. 蛋放入電鍋蒸熟，取出、剝除蛋殼，對半切開；干貝與雞胸肉分別放入鍋中煎熟。

4. 將酪梨果肉和希臘優格放入果汁機打勻，加入檸檬汁、鹽、香草香料攪拌均勻。

5. 將所有處理好的食材盛盤後淋上醬汁即可。

 優格雞肉沙拉 雞胸肉帶皮與不帶皮熱量相差約 100 卡，可視個人需求決定是否食用。

Day3 ● 清湯蚌麵

材料
蛤蜊 8 顆、**拉麵** 100 公克、
小白菜 100 公克、**薑** 2 片、
高湯 400c.c.

調味料
鹽少許

作法

1. 蛤蜊洗淨，浸泡鹽水，靜置使其吐沙乾淨，瀝乾；薑洗淨，切絲備用。

2. 備一鍋滾沸的水，依序放入拉麵及小白菜煮熟，撈起、瀝乾，放入麵碗中。

3. 高湯與薑絲放入湯鍋中煮沸，加入蛤蜊煮至殼開，起鍋前加調味料，沖入麵碗即可。

Day3 ● 烤秋刀魚

材料
秋刀魚 1 條、**植物油**少許

調味料
鹽少許、檸檬汁或香檬少許

作法

1. 秋刀魚洗淨，切成兩段，表面略劃兩刀，以廚房用紙巾擦乾水分。

2. 烤盤鋪上鋁箔紙，在秋刀魚兩面均勻抹鹽，放入烤箱用上下火 220 度烤 20 分鐘，食用前擠入檸檬汁即可。

清湯蚌麵 擔心貧血的人可能會誤以為地中海飲食少吃牛肉、無法補血，但是像花枝、蛤蜊都是鐵質含量高的海鮮，10 顆蛤蜊相當於四盎司牛排的含鐵量，還有熱量較低的優點，可是補鐵好食材呢！

Day3 ● 炒芥藍菜

材料
芥藍菜 250 公克、**薑** 2 片、
油少許

調味料
鹽、米酒少許

作法

1. 芥藍菜洗淨，去除菜梗粗皮，摘下菜葉切段，菜梗斜切薄片；薑切絲備用。

2. 鍋中倒油燒熱，放入薑絲炒香，先放菜梗拌炒略至軟，再加菜葉翻炒，加入少許水炒煮至葉片略軟，最後加調味料炒勻即可。

Day3 ● 舞菇雞湯

材料
舞菇 1 包、**去骨雞腿** 1 支、
薑 2 片

調味料
鹽少許

作法

1. 雞腿洗淨，切塊；舞菇剝成適當大小，略為沖洗。

2. 作法 1 材料與薑片一起入電鍋中燉湯至熟。

舞菇雞湯 舞菇含有豐富的多醣體，不少科學家正積極投入與乳癌防護力相關的研究之中。而菇類所含的多醣體，對於人體打造良好免疫力和胃部保養都很有益處，纖維含量也高，但質地柔軟不傷胃。

Day4 ● 糙米飯

材料
糙米 1 杯

作法
糙米洗淨，加 1.2 杯水浸泡 2 小時，放入電子鍋煮至開關跳起，再燜 10 ～ 15 分鐘即可。（此約為 2 餐份量）

 糙米飯 當處於急性疼痛期時並不適合吃口感較為粗糙的糙米，但若是一般常態保養期或是有胃潰瘍問題的人經妥善治療之後，高纖維的飲食和精緻的澱粉相比更能保護我們胃部的健康。

Day4 ● 豆干肉絲

材料
五香豆干 4 片
紅蘿蔔 30 公克
肉絲 100 公克
大蒜 1 瓣
油少許

調味料
鹽、醬油、米酒少許

作法
1. 五香豆干洗淨、紅蘿蔔去皮，均切絲；大蒜去皮，切末；肉絲可加些許醬油與米酒醃漬 10 分鐘。

2. 鍋中倒油燒熱，放入大蒜煸香，加入紅蘿蔔絲炒軟，再加豆干絲炒香，續加鹽和醬油炒至入味，最後放肉絲拌炒至熟即可。

Day4 ● 炒空心菜

材料

空心菜 250 公克
大蒜 1 瓣
油少許

調味料

鹽少許

作法

1. 空心菜洗淨，將葉片與菜梗分開，菜梗切小段；大蒜去皮，切片備用。

2. 鍋中倒油燒熱，放入蒜片煸炒，再放空心菜梗炒至稍軟，加入空心菜葉翻炒，最後加鹽調味炒勻即可。

Day4 ● 鮮魚湯

材料

龍膽石斑魚肉 250 公克
薑 2 片
蔥 1 支

調味料

鹽、米酒少許

作法

1. 龍膽石斑魚肉切塊；薑切絲；蔥切末備用。

2. 鍋中加水 400c.c.，放入薑絲開火煮至水滾，再放入魚肉煮約 1 ～ 2 分鐘，起鍋前灑蔥末、加調味料即可。

Day5 ● 黑芝麻糙米飯

材料

糙米 40 公克
白米 40 公克
黑芝麻少許

作法

1. 黑芝麻放入乾鍋中小火炒香；糙米洗淨，加水泡浸 1 小時；白米洗淨備用。

2. 將糙米、白米及水 110c.c. 放入電子鍋，烹煮至開關跳起，再燜 10 分鐘，食用前灑上黑芝麻即可。

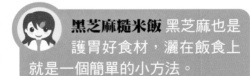 **黑芝麻糙米飯** 黑芝麻也是護胃好食材，灑在飯食上就是一個簡單的小方法。

Day5 ● 乾煎黃魚

材料

小尾黃魚 1 條
油少許

調味料

鹽、米酒、白胡椒粉少許

作法

1. 黃魚去鱗、腮及內臟，洗淨，加調味料醃漬 15 分鐘，用廚房紙巾吸乾表面水分。

2. 鍋中倒油加熱，放入黃魚煎至表面金黃，再翻面煎至上色、魚肉熟透。

Day5 ● 薑汁雞肉

材料
雞肉片 200 公克
薑 10 公克
油少許

調味料
醬油、糖少許

作法
1. 雞肉片加些許醬油醃 15 分鐘；薑洗淨，磨成泥狀。

2. 鍋中倒油加熱，放入雞肉和薑泥炒香，起鍋前加調味料拌炒均勻即可。

薑汁雞肉 在全世界的民俗療法中，薑是常用於護胃、改善噁心嘔吐的食材，和低脂雞肉一起調理非常適合。

Day5 ● 亞麻仁油拌雙花

材料
白花椰 100 公克
綠花椰 50 公克

調味料
亞麻仁油 1 小匙、鹽少許、黑胡椒粒少許

作法
1. 花椰菜洗淨，去除粗皮，切小朵，入滾水煮熟，撈起、以冷開水沖涼。

2. 全部材料瀝乾水分，和調味料攪拌均勻即可。

Day**6** ● 鮭魚胚芽飯

材料

鮭魚 50 公克
胚芽飯 1 碗
雞蛋 1 顆
白芝麻 1 小匙
檸檬 1 小塊

調味料
三島香鬆少許

作法

1. 鮭魚洗淨，擦乾水分，入鍋煎熟，取出，用叉子撥鬆，擠入少許檸檬汁拌勻。

2. 雞蛋打勻，慢慢淋入油鍋中以小火炒成碎末狀，熄火，倒入胚芽飯及調味料拌勻，再加入鮭魚及白芝麻輕拌均勻即可。

Day**6** ● 洋菇拌炒綠花椰

材料

綠花椰 200 公克
洋菇 3 朵
大蒜 1 瓣
植物油少許

調味料
鹽少許

作法

1. 洋菇洗淨，大蒜去皮，均切片；綠花椰洗淨，切小朵備用。

2. 鍋中倒植物油加熱，放入蒜片炒香，放入綠花椰及少許水拌炒，加鍋蓋燜煮 2 分鐘。

3. 加入洋菇片炒熟，起鍋前加鹽調味即可。

Day6 ● 塔香小卷

材料

小卷 200 公克、**紅甜椒** 1/2 個、**大蒜** 1 瓣、**薑** 2 片、
九層塔 10 公克、**油**少許

調味料

冰糖 1 大匙、蠔油 2 大匙、米酒 1 大匙

作法

1. 小卷去除眼、內臟及軟骨,洗淨,環切成段;紅甜椒去籽,洗淨,切片;大蒜去皮切片;九層塔洗淨瀝乾備用。

2. 鍋中倒油加熱,放入蒜片及薑片煸香,加入小卷與紅甜椒略炒,續倒入攪拌均勻的調味料翻炒。

3. 確認醬汁均勻裹覆在小卷表面,改以大火烹煮至濃稠收汁,起鍋前加九層塔即可。

塔香小卷 地中海料理的精髓之一就是會使用各式辛香料,此道料理所用的台灣在地九層塔便是一個很好的選擇!吃甜椒會脹氣的朋友可以改成紅蘿蔔,目的只是讓顏色更漂亮,同時也能讓營養更均衡,有肉也要有菜一起煮,不要整道菜都是滿滿的肉,多點蔬菜對胃更好!

Day6 ● 蘿蔔雞湯

材料
白蘿蔔 1/2 根
帶骨雞腿 1 支約 250 公克
三年老蘿蔔乾 1 小條

作法
1. 老蘿蔔乾用水將多餘鹽分沖洗乾淨；白蘿蔔洗淨，削皮、切塊備用。

2. 帶骨雞腿切塊，放入滾水汆燙，撈出以冷水將雜質略為沖洗，和其餘材料均放入鍋中。

3. 加入淹過材料的水，移入電鍋，外鍋加 1 杯水煮至開關跳起即可。

 蘿蔔雞湯 有些人在食用老蘿蔔乾後會有消除脹氣的感覺，不過因為是醃漬物比較鹹，烹煮前可以先稍事清洗降低鹽量，煮湯時也不需再加鹽調味。

Day7 ● 鮪魚貝殼麵沙拉

材料
彩色貝殼麵 1杯、**罐頭鮪魚** 1/2 罐、**馬鈴薯** 50 公克、**紅蘿蔔** 20 公克、**豌豆仁** 20 公克、**玉米粒** 20 公克、**橄欖油** 少許

調味料
鹽及黑胡椒少許、沙拉醬適量

作法
1. 馬鈴薯、紅蘿蔔去皮，均切丁，與豌豆仁、玉米粒均放入滾水煮熟，撈出、瀝乾。

2. 鍋中倒入半鍋水煮滾，加入 1 大匙鹽，放入貝殼麵煮熟，撈起、趁熱加入少許橄欖油略拌，待涼備用。

3. 罐頭鮪魚瀝乾，與所有材料及調味料一起放進大碗，攪拌均勻即可。

Day1 ● 玉米燕麥飯

材料

新鮮玉米粒 1 大匙
燕麥粒 20 公克
白米 20 公克

作法

1. 燕麥粒洗淨，泡水 30 分鐘；白米與玉米粒均洗淨。

2. 全部材料入鍋，加入米量 1.2 倍的水，煮至開關跳起即可。

玉米燕麥飯 這邊所使用的燕麥是未經壓擠過的燕麥米粒，和糙米一樣都屬於纖維含量高的澱粉主食，也同樣要先浸泡再烹煮。不過口感比糙米更好，少了粗糙感，取而代之的是 QQ 脆脆的口感，很適合加在米飯中一起煮，好吃又健康。

Day1 ● 麻醬蘆筍

材料

蘆筍 10 根
熟白芝麻 少許

調味料

芝麻醬 1 小匙、和風醬油 1/2 小匙

作法

1. 蘆筍洗淨，削除老皮，切小段，放入滾水燙熟，撈起、泡入冰開水，瀝乾，排入盤中備用。

2. 所有調味料加少許冷開水調勻，淋在蘆筍上，灑白芝麻即可。

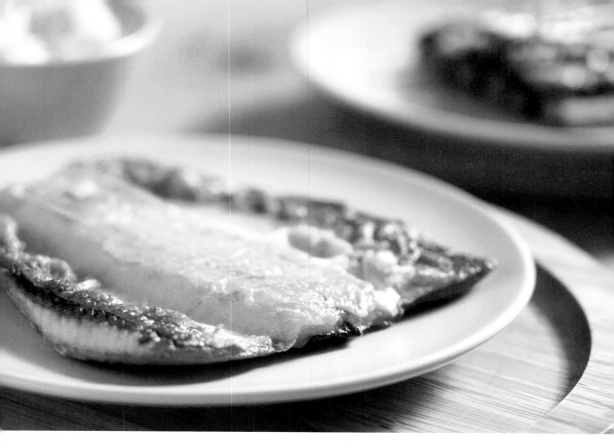

Day1 ● 香煎虱目魚肚

材料

虱目魚肚 1 片

調味料

鹽少許

作法

1. 虱目魚肚兩面用廚房紙巾吸乾水分，抹鹽。

2. 鍋中抹上薄薄一層油，將有油脂的魚肉面朝下，煎到兩面金黃即可。

Day2 ● 黑米飯

材料
黑米 1/2 米杯（非黑糯米 / 紫米）
白米 1/2 米杯

作法
1. 因黑米屬糙米的一種，稍微清洗後加 1.2 米杯的水量先浸泡約 1 小時。
2. 再加入洗淨、瀝乾的白米浸泡 15 分鐘，全部倒入電子鍋內鍋，按下開關煮至跳起再燜 10 分鐘即可。（此為 2～3 餐食用量）

Day2 ● 乾煎肉魚

材料
肉魚 1 尾
薑 2 片
植物油少許

調味料
米酒 1 小匙、鹽少許

作法
1. 肉魚去除內臟及魚鰓，清洗乾淨，加調味料醃漬約 20 分鐘；薑洗淨備用。
2. 鍋中放入植物油加熱，加入薑片及已拭乾水分的肉魚煎至上色，翻面續煎至金黃即可。

香煎虱目魚肚 地中海飲食常以魚類海鮮為主，這道菜則選用了台灣人的家魚、又有牛奶魚之稱的虱目魚，它的 EPA、DHA 含量雖然沒有鮭魚、秋刀魚、鯖魚來得多，但是當整體食用量增加時也能做適量的補充，且用來取代紅肉亦有助減少飽和脂肪的攝取。另外，虱目魚屬於台灣養殖魚的一種，選擇在地食材除了對身體有益，也能落實節能低碳愛地球喔！

Day2 ● 繽紛西芹

材料

西洋芹 150 公克
三色甜椒各 30 公克
大蒜 3 瓣
植物油少許

調味料

鹽少許、雞粉少許

作法

1. 西洋芹洗淨，撕除粗纖維，切菱形塊，放入滾水煮熟，撈出，瀝乾備用。

2. 三色甜椒均去蒂及籽、洗淨，切斜片；大蒜去皮，洗淨，切末備用。

3. 鍋中放入植物油加熱，放入蒜末炒香，加入甜椒拌炒均勻，最後加入西洋芹及調味料炒勻即可。

Day2 ● 鳳梨苦瓜雞湯

材料

鳳梨 300 公克
苦瓜 1/2 根
帶骨雞腿 1 支約 200 公克

調味料

鹽少許

作法

1. 苦瓜洗淨，和鳳梨均切塊；帶骨雞腿切塊，放入滾水汆燙，撈起沖洗雜質備用。

2. 全部材料放入鍋中加水淹過，移入電鍋，外鍋加 1 杯水蒸煮至開關跳起，最後加鹽即可。

Day3 ● 紫米飯

材料

紫米 1/4 杯

白米 1/4 杯

作法

1. 紫米洗淨，加水浸泡 4 小時；白米洗淨備用。

2. 將泡好的紫米與白米放入內鍋，加入比 1/2 杯多一點的水，放入電鍋，外鍋倒 1 杯水煮至開關跳起，再燜 20 分鐘即可。

Day3 ● 酥烤鯛魚下巴

材料

鯛魚下巴 1 片（約 250 公克）

調味料

鹽、米酒、白胡椒粉各少許

作法

1. 烤箱以 230 度預熱 10 分鐘。

2. 魚下巴退冰，擦乾水分，兩面均勻塗抹攪拌均勻的調味料，醃漬 20 分鐘。

3. 將魚下巴墊在鋁箔紙上，放入烤箱以 200 度烤 20 分鐘，至魚皮呈金黃色即可。

Day3 ● 咖哩蔬菜

材料

洋蔥 1/2 顆、**鮮香菇** 2 朵、**紅甜椒** 1/3 個、**黃甜椒** 1/3 個、
紅蘿蔔 50 公克、**玉米筍** 40 公克、**四季豆** 30 公克、
大蒜 2 瓣、**薑** 10 公克、**植物油**少許

調味料

咖哩塊 20 公克

作法

1. 鮮香菇、玉米筍均洗淨；洋蔥、紅蘿蔔均洗淨、去皮；紅甜椒、黃甜椒均去蒂及籽、洗淨；以上材料均斜切片狀備用。

2. 四季豆剝除兩側纖維，洗淨，切段，放入滾水中汆燙，撈出、瀝乾；大蒜去皮，和薑均洗淨，切末備用。

3. 鍋中倒植物油加熱，放入洋蔥、蒜末、薑末炒香，加入所有作法 1 材料充分拌炒均勻。

4. 再加剛好淹過材料的水以大火煮滾，改中小火續煮約 5 分鐘，放入咖哩塊拌煮均勻，起鍋前加入燙好的四季豆略煮一下即可。

Day4 ● 南瓜飯

材料

南瓜 70 公克
白米 1/2 杯

作法

1. 白米洗淨，加水 1/2 杯浸泡 15 分鐘，移入電子鍋內。

2. 南瓜去籽，切塊，鋪在白米上煮至開關跳起，再燜 10 分鐘即可。

> **南瓜飯** 南瓜有 β 胡蘿蔔素，搭配香魚的鋅可以轉換成維生素 A，煮南瓜飯的時候可以加入一小滴油提升 β 胡蘿蔔的利用率，幫助黏膜修復。

Day4 ● 鹽烤香魚

材料

香魚 1 尾

調味料

鹽少許

作法

1. 香魚兩面均勻抹鹽，靜置 5 ～ 10 分鐘，放在鋪了烘焙紙的烤盤上。

2. 烤箱預熱至 200 度，放入香魚，烤約 10 ～ 15 分鐘至表皮呈現金黃色即可。

Day4 ● 香菇炒青江菜

材料
青江菜 200 公克
鮮香菇 2 朵
大蒜 1 瓣
植物油 少許

調味料
鹽、白胡椒粉少許

作法
1. 青江菜洗淨，切成小段；香菇洗淨去蒂、大蒜去皮洗淨，均切片備用。

2. 鍋中倒植物油加熱，放入蒜片炒香，加入香菇、青江菜及少許水煮至熟軟，起鍋前加調味料翻炒均勻即可。

Day5 ● 薏仁飯

材料
白米 120 公克
薏仁 40 公克

作法
1. 白米洗淨，放置於篩網中瀝乾，靜置 30 ～ 60 分鐘備用。

2. 薏仁洗淨，瀝乾水分，放入電子內鍋中，加溫水 200c.c. 浸泡 2 ～ 3 小時。

3. 電子鍋中加入白米煮至按鍵跳起，燜 10 ～ 15 分鐘即可。

Day5 ● 乾煎白帶魚

材料
白帶魚 250 公克
薑 2 片
麵粉或太白粉少許
油少許

調味料
鹽、米酒少許

作法

1. 白帶魚去除脊髓骨的血塊，洗淨；薑切絲備用。

2. 調味料混合，均勻沾抹在白帶魚兩面，靜置 20 分鐘，用廚房紙巾擦乾水分，再抹上薄薄一層麵粉。

3. 鍋中倒油燒熱，放入薑絲煸香，再放入白帶魚煎至兩面金黃即可。

Day5 ● 涼拌牛蒡絲

材料
牛蒡 200 公克
檸檬汁少許

調味料
醬油 1/2 大匙、味醂 1 大匙、香油 1 小匙、黑芝麻少許

作法

1. 牛蒡削除外皮，洗淨，泡入加了檸檬汁的水中避免氧化，刨成細絲，放入滾水煮 10 ～ 15 分鐘。

2. 撈出、瀝乾，加入所有調味料攪拌均勻即可。

Day5 ● 雙色蘿蔔湯

材料
白蘿蔔 100 公克
紅蘿蔔 60 公克
排骨 2 小塊

調味料
鹽、雞粉少許

作法

1. 排骨放入滾水汆燙，撈出、以冷水沖洗雜質；紅、白蘿蔔去皮，切塊備用。

2. 所有材料及調味料放入鍋中，加水淹過材料，移入電鍋，外鍋加 1 杯水煮至開關跳起，再燜 15 分鐘即可。

Day6 ● 豌豆濃湯

材料
冷凍豌豆 60g
馬鈴薯 1/3 顆
洋蔥 1/4 顆
橄欖油 1/4 大匙
牛奶 1/2 杯

調味料
鹽適量

作法

1. 馬鈴薯洗淨，去皮，切薄片；洋蔥洗淨，切小塊。

2. 橄欖油倒入鍋中加熱，放入洋蔥炒香，加入馬鈴薯拌炒，再加 1/2 水燉煮至馬鈴薯變軟，放入豌豆煮至熟透。

3. 將作法 2 倒入食物調理機內，攪拌成均勻糊狀，再倒入鍋中，加入牛奶煮勻，起鍋前加調味料即可。

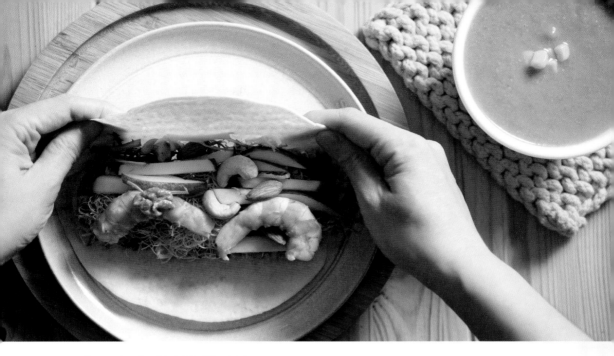

Day6 ● 墨西哥鮮蝦蔬果捲

材料

墨西哥餅皮 1 張、**蝦子** 3 尾、**苜蓿芽** 10 公克、**小豆苗** 10 公克、
蘋果 1/2 顆、**結球萵苣** 20 公克、**葡萄乾** 10 公克、**綜合堅果** 1 大匙

調昧料

沙拉醬 1 大匙

作法

1. 苜蓿芽和小豆苗用冷開水沖洗，瀝乾；萵苣一片片剝開、洗淨、切絲；
   蘋果刷洗乾淨，連皮切薄片；綜合堅果略為搗碎備用。

2. 蝦子洗淨，放入滾水煮熟，撈出，待涼，剝除外殼，橫剖一刀成兩片。

3. 墨西哥餅皮放入乾鍋加熱，取出，依序鋪萵苣、苜蓿芽、小豆苗、蝦
   肉、葡萄乾、蘋果及堅果碎粒，淋上沙拉醬捲起即可。

Day7 ● 午仔魚一夜乾

材料

午仔魚一夜乾 250 公克

作法

午仔魚一夜干解凍，攤開鋪平於
鋁箔紙上，放入烤箱烘烤 10 ～
15 分鐘即可。

Day7 ● 海帶豆腐湯

材料

海帶芽少許
嫩豆腐 1 盒

調味料

鹽少許

作法

1. 嫩豆腐切成適口大小的塊狀。

2. 鍋中倒 1 碗水煮沸，加入嫩豆
   腐及海帶芽再次煮沸，起鍋前
   加鹽調味即可。

 海帶豆腐湯 海帶是鹼性食
物，質地柔軟但纖維含量
高，搭配優質蛋白質的豆腐能幫
助胃部的修復。

Day7 ● 佃煮黑豆

材料

黑豆 1 杯

調味料

黑糖 120 公克

作法

1. 黑豆洗淨，加水浸泡 3 小時，放入鍋中加水淹過，移入電鍋，外鍋放兩杯水蒸至開關跳起再燜 10 分鐘。

2. 內鍋再加水淹過黑豆，重複上述蒸煮步驟，若覺得口感不夠軟，可再蒸煮第三次。

3. 最後加糖輕拌至融化，待涼即可。（可分 4 餐食用）

佃煮黑豆 黑豆能提供優質蛋白質，是素食者的好食材，同時它所含有的維生素 B 群和纖維都很高，有助於排便順暢、增進新陳代謝。佃煮黑豆可以一次做多點，當點心吃也不錯，糖量多寡可依個人口味自行調整。

第 **4** 週保養期：
低醣一週飲食計畫

	Day **1**	Day **2**	Day **3**
早餐	蔬菜糙米粥 荷包蛋 P. 210	起司蔬果三明治 牛奶 P. 210	蔬脆蛋餅 胚芽豆奶 P. 211
上午點心	水果一份	水果一份	水果一份
午餐	黑豆飯 P. 215 蜜汁烤雞翅 炒蘑菇 P. 216	紅燒吳郭魚 鮮蔬燴豆腐 P. 217 櫛瓜炒肉片 P. 218	什錦蕎麥炒麵 P. 218 五味透抽 菇菇雞湯 P. 219
下午點心	酪梨牛奶 P. 226	小黃瓜沾味噌醬 P. 226	堅果 2 大匙 * 購買市售食品即可
晚餐	藜麥雞肉沙拉 P. 228	三色炒蝦仁 燙 A 菜 P. 229 紅麴軟排 P. 231	清炒菠菜 P. 171 黃瓜鑲肉 汆燙小卷 P. 232

Day 4	Day 5	Day 6	Day 7
烤蝦沙拉 P. 213	地瓜燕麥粥 P. 214	馬鈴薯沙拉 P. 214	千張蛋餅 P. 215
水果一份	水果一份	水果一份	水果一份
芹菜豆皮 雙色雞丁 P. 220 味噌海帶芽湯 P. 221	五彩醃蘿蔔 P. 221 香蔥茶油肉絲麵線 P. 222 蒜拌地瓜葉 P. 223	三菇拌乾麵 P. 223 乾煎白鯧 椒鹽毛豆 P. 224	繽紛西芹 P. 198 醬燒豬肉米漢堡 P. 225
蔬菜棒棒 P. 227	水果一份	優格 1 杯 * 購買市售食品即可	水果一份
烤牛肉溫沙拉 P. 233	紅燒魚排 涼拌西芹 P. 234 油甘果雞湯 P. 235	煎土魟魚 P. 235 杏仁四季豆 白菜蛋花湯 P. 236	冰鎮醉蝦 清炒水蓮 P. 237 家常豆腐煲 P. 238

早餐食譜

Day1 ● 蔬菜糙米粥・荷包蛋

材料

糙米 1/4 杯、**白米** 1/4 杯、
什錦菇 50 公克、**紅蘿蔔** 20 公克、
玉米粒 20 公克、**高湯或水** 3.5 杯、
植物油少許

調味料
鹽、胡椒粉少許

作法

1. 糙米、白米洗淨，加水浸泡半小時；什錦菇洗淨，切成適當大小；紅蘿蔔切絲備用。

2. 鍋中倒植物油加熱，放入紅蘿蔔絲炒軟，加入什錦菇炒出香味，熄火；另起一鍋，打入雞蛋煎熟。

3. 將白米、糙米及作法 2 全部放入電鍋內鍋，倒入高湯或水，外鍋加 1 杯水煮至開關跳起。

4. 加入調味料再燜 30 分鐘，搭配荷包蛋即可。

Day2 ● 起司蔬果三明治・牛奶

材料

吐司 2 片
起司 1 片
去皮蘋果片 4 片
美生菜葉 1 片
牛奶 1 杯（約 240c.c.）

調味料
沙拉醬少許

作法

1. 美生菜充分洗淨，撕成適口片狀備用。

2. 吐司放入烤箱略烤，取出塗抹沙拉醬，夾入蘋果、美生菜及起司，搭配牛奶即可。

Day3 ● 蔬脆蛋餅

材料

蛋餅皮 1 張
綠豆芽 40 公克
紅蘿蔔 20 公克
小黃瓜 20 公克
雞蛋 1 顆

調味料

鹽、黑胡椒粉少許

作法

1. 綠豆芽拔除根鬚，洗淨；紅蘿蔔去皮，和小黃瓜均洗淨，切絲；以上材料放入油鍋中快炒，加入調味料炒勻備用。

2. 雞蛋打散，倒入油鍋中以小火慢煎，鋪上蛋餅皮煎至兩面略呈金黃，盛起。

3. 煎好的蛋餅包入炒熟的蔬菜捲起，切成小塊即可。

Day3 ● 胚芽豆奶

材料

小麥胚芽粉 1/2 大匙
豆漿 200c.c.

作法

小麥胚芽粉放入烤箱低溫烤出香味逸出，加入豆漿拌勻即可。

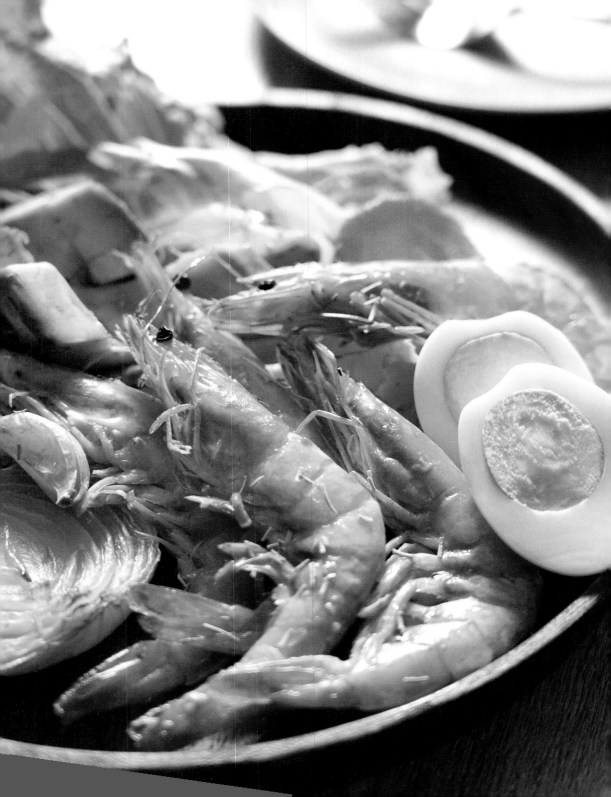

Day4 ● 烤蝦沙拉

材料

蘿蔓生菜 80 公克、**白蝦** 7 尾
大蒜 6 瓣、**蛋** 1 顆、**酪梨** 1/2 顆

調味料

A：橄欖油 1 小匙、海鹽少許、蘿勒少許
B：橄欖油 2 小匙、巴薩米克醋 1 小匙、海鹽少許、胡椒少許、蘿勒少許、紅椒粉少許（可以搭配自己喜歡的香草料）

作法

1. 蘿蔓生菜洗淨、切片；酪梨果肉切塊；蛋放入電鍋蒸熟，剝除外殼，切片，全部盛盤備用。

2. 蘿勒洗淨切碎，大蒜去皮，切末，取 1 瓣的量和其他 A 調味料與白蝦放入碗中混勻，放入冷藏醃製 1 小時。

3. 將醃好的蝦直接入烤箱烤熟（也可替換成以大蒜浸泡的風味橄欖油一起烤）。

4. B 調味料攪拌均勻，淋在蔬菜盤上，再擺上烤蝦即可。

Day5 ● 地瓜燕麥粥

材料
地瓜 100 公克
大燕麥片 20 公克
牛奶 100c.c.

調味料
糖 5 公克

作法
1. 地瓜洗淨，去皮，切塊，放入電鍋蒸煮至熟軟。
2. 鍋中倒少許水，加入燕麥片煮軟，加入調味料及地瓜略煮一下，稍涼後加入牛奶即可。

Day6 ● 馬鈴薯沙拉

材料
馬鈴薯 1/2 顆
玉米粒 2 大匙
蛋 2 顆
地瓜 1/2 條

調味料
橄欖油 1 大匙、黑胡椒少許

作法
1. 馬鈴薯、地瓜洗淨，去皮，切塊，和蛋均蒸熟備用。
2. 全部材料放入大碗中，加入調味料攪拌均勻即可。

Day7 ● 千張蛋餅

材料
千張皮 2 張
蛋 1 顆
油 少許

調味料
鹽少許

作法
1. 蛋打散，加鹽拌勻備用。

2. 鍋中倒油燒熱，先放入 1 張千張、倒入蛋液，再鋪上 1 層千張煎至兩面金黃即可。

> **千張蛋餅** 千張就是很乾的豆腐皮，屬高蛋白質食材，坊間有乾燥包裝產品可購買。可以用來代替以麵粉為主的高澱粉蛋餅皮，適合低醣飲食。

Day1 ● 黑豆飯

材料
黑豆 20 公克
白米 1/2 杯

作法
1. 黑豆洗淨，加水浸泡 4 小時，瀝乾備用。

2. 白米洗淨，和黑豆均放入電子鍋，加入比 1/2 杯再多一點的水，煮至開關跳起再燜 15 分鐘即可。

Day 1 ● 蜜汁烤雞翅

材料
雞翅 2 支
大蒜 1 瓣
薑 1 片

調味料
醬油 1/2 大匙、糖 1/3 小匙、蜂蜜 1/3 大匙

作法
1. 大蒜去皮,和薑均磨成泥狀,加醬油和糖拌勻成醬料備用。

2. 雞翅洗淨,用廚房紙巾擦乾水分,再用叉子於表面輕輕戳洞,均勻抹上醬料略醃。

3. 放入已預熱的烤箱,中途分多次刷上蜂蜜,至烤熟即可。

Day 1 ● 炒蘑菇

材料
蘑菇 20 朵
大蒜 2 瓣
奶油少許

調味料
鹽少許

作法
1. 蘑菇沖洗乾淨,切片;大蒜去皮,切片備用。

2. 鍋中放奶油加熱至融化,放入蒜片炒香,再放入蘑菇片炒熟,起鍋前加鹽調味即可。

Day2 ● 紅燒吳郭魚

材料

吳郭魚小型 1 尾約 250 公克
蔥 2 支
薑 2 片
油少許

調味料

糖、醬油、米酒少許

作法

1. 吳郭魚洗淨，兩側各切三刀
   （不斷）；蔥洗淨，切段；薑
   切絲備用。

2. 鍋中倒油加熱，放入吳郭魚以
   中小火慢煎至兩面金黃，加進
   拌勻的調味料及熱水 100c.c.，
   蓋上鍋蓋燜煮 2 分鐘。

3. 起鍋前加入蔥段、薑絲再煮 1
   分鐘即可。

Day2 ● 鮮蔬燴豆腐

材料

板豆腐 1/2 盒、**紅蘿蔔** 30 公克、
黃甜椒 1/2 顆、**四季豆** 50 公克、
大蒜 2 瓣、**蔥** 1 支、
植物油少許

調味料

醬油、糖少許

作法

1. 板豆腐洗淨，切厚片；紅蘿蔔、
   黃甜椒洗淨，切片；四季豆去
   頭尾及兩側纖維，斜切小段；
   大蒜洗淨，去皮，切末；蔥洗
   淨，切小段。

2. 鍋中放植物油加熱，續入豆腐
   煎至兩面金黃，撥至一旁。

3. 鍋中另加大蒜、蔥段及紅蘿蔔
   炒香，放入甜椒及四季豆略
   炒，再加煎豆腐、調味料及少
   許水燒煮入味即可

Day2 ● 櫛瓜炒肉片

材料
櫛瓜 200 公克
肉片 100 公克
大蒜 2 瓣
油少許

調味料
鹽、醬油少許

作法

1. 櫛瓜洗淨，切片；肉片加調味料醃漬約 15 分鐘；大蒜去皮，切片備用。

2. 鍋中倒油燒熱，放入蒜片炒香，加入肉片炒至七分熟，再加櫛瓜炒熟即可。

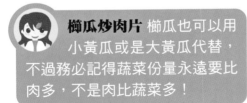 **櫛瓜炒肉片** 櫛瓜也可以用小黃瓜或是大黃瓜代替，不過務必記得蔬菜份量永遠要比肉多，不是肉比蔬菜多！

Day3 ● 什錦蕎麥炒麵

材料
蕎麥麵 100 公克、**火鍋肉片** 5 片、
青江菜 2 株、**洋蔥** 20 公克、
鴻喜菇 20 公克、**蔥** 1 支、
植物油少許

調味料
A：醬油、薑泥、太白粉少許
B：蠔油 2 小匙、醬油 1 小匙、糖 1/4 小匙、白胡椒粉、芝麻香油少許

作法

1. 所有蔬菜材料洗淨；肉片加 A 調味料拌勻，醃漬 15 分鐘；蔥、洋蔥、青江菜洗淨，均切條狀。

2. 蕎麥麵放入滾水中煮熟，撈出、沖涼備用。

3. 鍋中倒植物油加熱，炒香洋蔥及蔥段，依序放入肉片及所有蔬菜配料拌炒，加入B調味料、少許水及蕎麥麵條炒勻即可。

Day3 ● 五味透抽

材料
透抽 1 片

調味料
薑末 1 大匙、蒜末 1 大匙、番茄
醬 3 大匙、醬油膏 2 大匙、糖 2
大匙、烏醋 2 大匙、香油 1 大匙

作法
1. 透抽切片，放入滾水汆燙，撈
   起，泡入冰開水中冰鎮，瀝乾
   水分。

2. 將調味料攪拌均勻，淋在透抽
   上即可。

Day3 ● 菇菇雞湯

材料
美白菇 1/2 包
杏鮑菇 100 公克
金針菇 1/2 包
去骨雞腿 1 支
薑 2 片

調味料
鹽少許

作法
1. 菇類材料略為清洗；杏鮑菇切
   塊備用。

2. 所有材料放入鍋中，加水淹過
   材料，移入電鍋，外鍋加 1 杯
   水煮至開關跳起，起鍋前加鹽
   調味即可。

Day4 ● 芹菜豆皮

材料

芹菜 100 公克
豆腐皮 2 片
大蒜 1 瓣
植物油少許

調味料

雞粉 1 小匙、醬油少許

作法

1. 芹菜去除根部，洗淨，切小段；
   豆腐皮洗淨，切絲；大蒜去皮，
   洗淨，切末備用。

2. 炒鍋倒植物油加熱，爆香蒜末
   後放豆腐皮炒香，加入調味料
   略炒，最後再加芹菜拌炒至熟
   即可。

Day4 ● 雙色雞丁

材料

毛豆 60 公克
雞柳 90 公克
紅蘿蔔 60 公克

調味料

鹽、香油少許

作法

1. 紅蘿蔔洗淨，去皮，和雞柳均
   切丁備用。

2. 所有材料放入滾水汆燙至熟，
   撈起、瀝乾，加入調味料攪拌
   均勻即可。

芹菜豆皮 芹菜葉含有很豐富的芹菜素，是可幫助降火氣的營養素，
這道料理不妨加入芹菜葉一起炒，口感也很好喔！

Day4 ● 味噌海帶芽湯

材料
豆腐 1/2 塊
乾燥海帶芽 5 公克
蔥 1 支

調味料
味噌 1 大匙、鹽少許

作法

1. 味噌加少許水拌至均勻；豆腐洗淨，切小塊；蔥洗淨，切末。

2. 鍋中加水 1 杯煮沸，放入豆腐及海帶芽煮 2 分鐘，再加調勻的味噌及蔥末再次煮沸即可。

Day5 ● 五彩醃蘿蔔

材料
五色紅蘿蔔各 50 公克
梅子 10 顆
薑少許

調味料
鹽少許、醋 2 大匙、糖 2 大匙、
檸檬 1 大匙

作法

1. 蘿蔔削皮，切小塊，加鹽醃至 15 分鐘出水，將水分擠乾。

2. 梅子和薑均切碎，加入調味料拌勻，和蘿蔔混合均勻後放入保鮮盒，冷藏至入味即可。

五彩醃蘿蔔 目前市面上有紅、橘、黃、白、紫等各色胡蘿蔔，紫色其實不是新品種，而是最原始的品種，但因顏色較暗沉不受歡迎，以致於後來才出現的橘色變成我們最常見的胡蘿蔔。這道食譜運用多種顏色的胡蘿蔔，可補充豐富植化素，提供身體多重保護力。

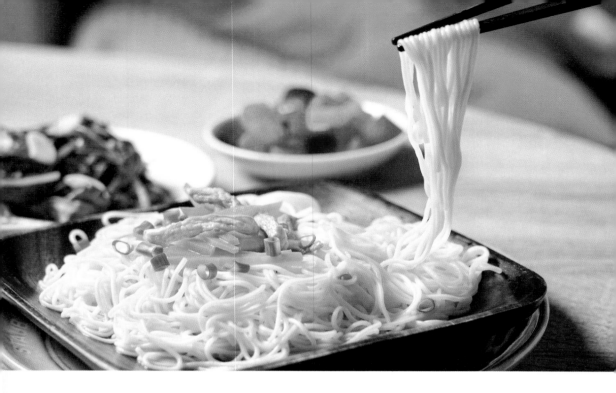

Day5 ● 香蔥茶油肉絲麵線

材料
麵線 1 把、**豬肉絲** 60 公克、**紅蘿蔔** 20 公克、**蔥** 1 支、**苦茶油** 1 大匙

調味料
鹽少許

作法

1. 紅蘿蔔去皮,切絲;蔥切末備用。

2. 鍋中加水煮至滾沸,放入麵線汆燙至熟,撈出、瀝乾備用。

3. 鍋中倒苦茶油以小火炒香蔥末及紅蘿蔔絲,放入肉絲炒熟,加入麵線及少許水拌炒均勻,起鍋前加鹽調味即可。

Day5 ● 蒜拌地瓜葉

材料
地瓜葉 200 公克
大蒜 2 瓣

調味料
醬油膏 1/2 大匙、糖少許、香油
少許

作法
1. 大蒜去皮，磨成泥狀，加所有
   調味料及適量冷開水攪勻成蒜
   蓉醬。
2. 地瓜葉洗淨，摘除老梗，放入
   滾水汆燙至熟，撈出、瀝乾，
   淋上蒜蓉醬拌勻即可。

Day6 ● 三菇拌乾麵

材料
鴻喜菇 30 公克
雪白菇 30 公克
鮮香菇 3 朵
蔥 1 支
麵條 1 把

調味料
醬油 1 小匙、鹽少許、黑胡椒少
許，芝麻油 1/4 小匙

作法
1. 菇類材料略為沖洗，尾端切
   除；鮮香菇切片；蔥洗淨，切
   末。
2. 麵條放入滾水中煮熟，撈起、
   瀝乾備用。
3. 乾鍋加熱，放入所有菇類材
   料，灑少許鹽乾煎至出水，加
   入黑胡椒、醬油及芝麻油拌炒
   至收汁，起鍋前加入蔥末及熟
   麵條拌炒均勻即可。

Day6 ● 乾煎白鯧

材料

白鯧魚 1 尾
油少許

調味料

鹽少許

作法

1. 白鯧魚洗淨內外，劃開魚肉表面約兩三刀，兩面抹上薄薄一層鹽，醃漬約 10 分鐘。

2. 鍋中倒油燒熱，放入白鯧轉中火，兩面各煎約 3～4 分鐘至金黃即可。

Day6 ● 椒鹽毛豆

材料

毛豆莢 200 公克
大蒜 2 瓣

調味料

鹽少許、黑胡椒適量

作法

1. 大蒜洗淨，去皮，切片；毛豆洗淨，放入滾水中後燙煮至熟，撈起。

2. 全部材料及調味料拌勻即可。

椒鹽毛豆 毛豆屬於優質高纖的蛋白質，同時含有維生素 A。買冷凍現成的毛豆當肚子餓時的點心，可避免過於飢餓，也不容易發胖。少數人對於胡椒會敏感，可以只加鹽巴調味就好。

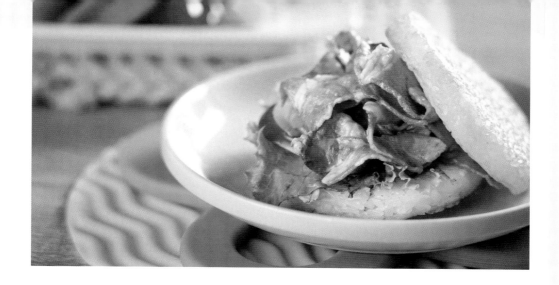

Day7 ● 醬燒豬肉米漢堡

材料

白飯 180 公克、**梅花肉片** 80 公克、**洋蔥** 50 公克、**牛番茄** 2 片、
白芝麻 少許、**生菜** 2 片、**奶油** 少許

調味料

醬油 1 大匙、糖 1/2 小匙、米酒 1/2 大匙

作法

1. 洋蔥去皮，切絲；美生菜洗淨，放入冰開水中浸泡，瀝乾；梅花肉片加調味料醃漬 20 分鐘；白飯沾少許冷開水，捏成 2 份圓餅狀的飯糰。

2. 鍋中放奶油加熱至融化，放入飯糰煎至兩面金黃，表面塗少許醬油再煎一下，盛起。

3. 另一炒鍋放奶油加熱至融化，放入洋蔥炒香，加入肉片快炒至熟，灑上白芝麻，即成內餡。

4. 取兩個煎好的扁飯糰，中間夾入美生菜、番茄及肉片即可。

Day 1 ● 酪梨牛奶

材料

熟透酪梨 50 公克
牛奶 240c.c.

調味料

糖 2 小匙

作法

酪梨去皮及籽,與牛奶、糖一起放入果汁機攪拌均勻即可。

Day 2 ● 小黃瓜沾味噌醬

材料

小黃瓜 1 根

調味料

紅味噌 1 小匙、白味噌 1 小匙

作法

1. 小黃瓜洗淨,切條狀備用。

2. 調味料加少許水攪拌均勻,用小黃瓜沾食即可。

小黃瓜沾味噌醬 執行低醣飲食有時候下午會感覺肚子餓,想吃鹹食的話,可以來試試看這個我在日本旅行時吃到的點心,很天然,熱量又低。但要提醒,儘管味噌是好食物,還是要注意適量攝取,以免鹽分超標喔!另外,市售納豆一盒也是低醣時期的點心好選擇。

Day4 ● 蔬菜棒棒

材料

小黃瓜 1/2 根、**紅蘿蔔** 50 公克、**蘆筍** 30 公克
玉米筍 30 公克、**大蒜** 1 瓣

調味料

無糖原味優格 1/3 杯、橄欖油 1/2 小匙、鹽少許、黑胡椒少許

作法

1. 所有蔬菜材料洗淨，切小段；大蒜洗淨，去皮，切末，與調味料拌勻成醬料備用。

2. 紅蘿蔔、蘆筍、玉米筍放入滾水中燙煮至熟，撈出、浸入冰開水中泡涼，瀝乾水分。

3. 將全部處理好的蔬菜棒沾醬料食用即可。

蔬菜棒棒 執行低醣飲食時可以吃蔬菜。蔬菜是鹼性食物，根據研究，攝取大量蔬菜不只有益於預防癌症，對於平時的胃部保養同樣有效果。

Day1 ● 藜麥雞肉沙拉

材料

去骨雞腿 1 支（約 200 公克）、**藜麥** 1/2 杯、
大番茄 1/2 顆、**小黃瓜** 1 根

調味料

A：鹽少許、胡椒粉少許
B：橄欖油 1 大匙、檸檬汁 1/2 顆、巴薩米可醋 1 小匙、柳橙汁 1/2 顆、
鹽少許、黑胡椒少許

作法

1. 雞腿洗淨，均勻抹上少許鹽和胡椒粉，放入冰箱醃約 2 小時；大番茄和小黃瓜均洗淨，切小塊備用。

2. 藜麥洗淨，和等量水放入電子鍋煮熟，用湯匙撥鬆，待涼備用。

3. 取不沾鍋加熱，將雞腿皮面朝下煎至金黃，翻面再煎至全熟，待涼，剪成小塊。

4. 將熟藜麥、雞腿和蔬菜盛入大碗，均勻淋上調好的 B 料即可。

Day2 ● 三色炒蝦仁

材料

蝦仁 100 公克、**秋葵** 50 公克、
玉米筍 50 公克、**紅甜椒** 1/4 顆、
大蒜 2 瓣、**植物油**少許

調味料

米酒 1 大匙、鹽少許、白胡椒粉
少許

作法

1. 蝦仁挑去腸泥、洗淨，放入滾
   水汆燙，撈出備用。

2. 秋葵、玉米筍、紅椒洗淨，均
   切斜片；大蒜去皮，切末備用。

3. 鍋中倒植物油加熱，放入蒜末
   炒香，加入玉米筍、秋葵、甜
   紅椒及許水翻炒至熟，起鍋前
   再加蝦仁及調味料炒勻即可。

Day2 ● 燙 A 菜

材料

A 菜 150 公克
大蒜 1 瓣

調味料

醬油、香油適量

作法

1. A 菜切除根部，洗淨，切小段，
   放入滾水汆燙，撈起、瀝乾，
   盛盤。

2. 大蒜洗淨，去皮、切末，加入
   調味料攪拌均勻，淋在燙好
   的 A 菜上即可（也可沾日式
   芝麻醬食用，但熱量相對會增
   加）。

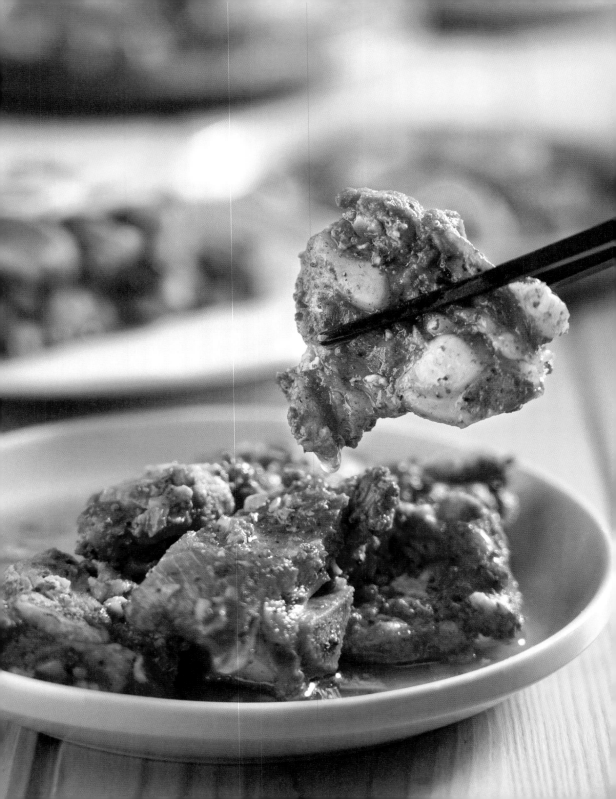

Day2 ● 紅麴軟排

材料
軟排 150 公克、**薑** 1 片、**大蒜** 2 瓣

調味料
紅麴醬 3 大匙、米酒 2 大匙、香油 1 大匙、醬油 1 大匙

作法
1. 薑切末;大蒜洗淨,去皮、切末備用。
2. 軟排稍微洗淨(市售冷凍包裝肉退冰後不需沖洗),加薑與蒜末及調味料醃 30 分鐘,入電鍋蒸熟即可。

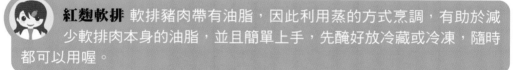 **紅麴軟排** 軟排豬肉帶有油脂,因此利用蒸的方式烹調,有助於減少軟排肉本身的油脂,並且簡單上手,先醃好放冷藏或冷凍,隨時都可以用喔。

Day3 ● 黃瓜鑲肉

材料

大黃瓜 1/2 條、**乾香菇** 3 朵、
豬絞肉 120 公克、**薑** 5 公克、
太白粉 適量

調味料

鹽 少 許、醬 油 1/2 大 匙、米 酒
1/2 大匙

作法

1. 乾香菇加水浸泡至軟化，去除
   蒂頭；大黃瓜去皮，切成三份
   圓筒塊狀，挖除內囊；薑磨成
   泥狀備用。

2. 大碗放入絞肉、薑泥及調味料
   順時鐘攪拌至出現黏性。

3. 在大黃瓜內部及表面抹上一層
   太白粉，填入作法 2 肉餡。

4. 於香菇內面抹上太白粉，蓋在
   黃瓜鑲肉上，移入電鍋，外鍋
   加 1 杯水煮至開關跳起即可。

Day3 ● 汆燙小卷

材料

小卷 150 公克
薑 2 片
米酒 少許

作法

鍋中倒水煮滾，放入薑片，再放
入小卷汆燙至熟，再淋上米酒，
撈出即可。

Day4 ● 烤牛肉溫沙拉

材料

牛肉 200 公克、**生菜** 30 公克、**牛番茄** 1 顆、**甜椒** 1/2 顆、
綠花椰 100 公克、**櫛瓜** 1 條、**洋蔥** 1/2 顆

調味料

巴薩米克醋 2 大匙、糖 1 大匙、初榨橄欖油 2 大匙、鹽少許

作法

1. 生菜以冷開水沖洗淨;牛番茄洗淨,切塊;甜椒去蒂及籽,和洋蔥均洗淨,切片;櫛瓜洗淨,切厚片備用。

2. 綠花椰切小朵,洗淨,放入滾水燙煮至熟,撈起、待涼;將巴薩米克醋、糖及初榨橄欖油拌勻成醬汁備用。

3. 牛肉放入鍋中兩面各煎 2 分鐘,至不見紅色肉色,取出以錫箔紙包裹,靜置使其熟成。

4. 櫛瓜、洋蔥、甜椒、牛番茄放入烤盤,均勻灑少許鹽,放入烤箱烤約 15 分鐘。

5. 將烤好的蔬菜與生菜、花椰菜混合,牛肉切片,均排入盤中,淋上醬汁即可。

Day5 ● 紅燒魚排

材料

2 人份
石斑魚 1 片（約 200 公克）、
香菇 2 朵、**紅蘿蔔** 100 公克

調味料

米酒 1 大匙、醬油 1 大匙、砂糖
1/2 小匙、水 150c.c.

作法

1. 香菇洗淨，加水泡軟；紅蘿蔔
   去皮，切條狀；調味料拌勻成
   醬汁備用。

2. 石斑魚洗淨，與香菇及紅蘿蔔
   均放入鍋中，加入醬汁以大火
   煮滾，最後轉中火煮至略為收
   汁即可。

Day5 ● 涼拌西芹

材料

西洋芹 250 公克
檸檬 1/3 顆

調味料

鹽 1/2 大匙、水果醋 1/2 大匙、
糖 1/2 大匙

作法

1. 西洋芹洗淨，切成小段再切
   絲，加鹽醃漬 30 分鐘後放入
   冰開水中浸泡、瀝乾備用。

2. 檸檬擠出汁液，加水果醋及糖
   拌勻，和西洋芹混拌均勻醃入
   味即可。

Day5 ● 油甘果雞湯

材料

鮮果油甘果 10 顆
醃漬油甘果 5 顆
帶骨雞腿 1 支

調味料

鹽少許

作法

油甘果和雞腿放入鍋中，加水淹過材料，移入電鍋，外鍋加 1 杯水蒸至開關跳起，起鍋前加鹽調味即可。

Day6 ● 煎土魠魚

材料

土魠魚排 200 公克、**油**少許

調味料

鹽少許

作法

1. 魚排兩面以廚房紙巾充分擦乾，灑上鹽靜置約 10 分鐘。

2. 鍋中倒油燒熱，放入魚排煎約 2 分鐘，轉中火翻面再煎至表面金黃酥脆即可。

油甘果雞湯 提及富含維他命 C 的水果，大家會聯想到橘子、奇異果、鳳梨、芭樂、草莓等，但鮮為人知的其實還有一種原產於印度與中國，名為「油甘」的水果，是現在台灣積極推廣的高營養價值果樹。據行政院農委會苗栗農改場的分析報告指出，油甘可食用部位每 100 公克約含有 300 毫克的維他命 C，比橘子多 11 倍、比奇異果多 4 倍、比芭樂多 2 倍，是台灣維他命 C 含量最高的水果。除此之外，它還含有多酚、沒食子酸、鞣花酸、單寧酸、礦物質、蘆丁、槲皮素等多種營養成分，因此也有「超級水果」的美名。

Day6 ● 杏仁四季豆

材料
四季豆 100 公克
杏仁片少許

調味料
鹽、香油少許

作法
1. 四季豆洗淨，去除頭尾及粗絲切成小段，放入滾水汆燙至熟，撈出、泡冰開水冰鎮，瀝乾水分。

2. 加入調味料攪拌均勻，最後灑上烤香的杏仁片即可。

Day6 ● 白菜蛋花湯

材料
小白菜 100 公克
蛋 1 顆

調味料
鹽少許

作法
1. 小白菜洗淨，切小段；蛋打散備用。

2. 鍋中倒 1 碗水煮滾，放入小白菜略煮，淋入蛋花煮熟，起鍋前加鹽調味即可。

Day7 ● 冰鎮醉蝦

材料

冷凍蝦 1 盒約 250 公克

薑 5 片

調味料

鹽、紹興酒、當歸片、紅棗、枸杞少許

作法

1. 鍋中倒水煮滾，加入薑片及鹽、紹興酒，倒入蝦子煮熟。

2. 將蝦子泡入冰開水中冷卻，撈出備用。

3. 另取乾淨鍋子，倒入紹興酒、少許水、當歸片、紅棗煮沸，再加入枸杞及鹽調味，放涼，和蝦子混合均勻，冷藏一晚即可。

Day7 ● 清炒水蓮

材料

水蓮 250 公克

大蒜 1 瓣

油少許

調味料

鹽少許

作法

1. 水蓮切除根部，洗淨，切小段；大蒜洗淨，去皮、切末備用。

2. 鍋中倒油燒熱，放入蒜片煸香，放入水蓮快炒，倒入少許熱水蓋上鍋蓋燜 1 分鐘，開蓋加鹽調味即可。

冰鎮醉蝦 海鮮類含有豐富的鋅，能幫助傷口的癒合。醉蝦雖然含有酒，但酒精含量不高，若是想在清爽的燙蝦料理之外來點不一樣的口味，可以試試看這道菜喔！

Day7 ● 家常豆腐煲

材料

板豆腐 2 塊、**鮮香菇** 2 朵、**紅蘿蔔** 1/3 條、
筍 1 支（鮮筍或真空包裝皆可）、**嫩薑** 1 片、**油**少許

調味料

醬油 1 小匙、糖 1 小匙、米酒 1 小匙、香油少許

作法

1. 板豆腐切塊；嫩薑切絲備用。

2. 紅蘿蔔去皮，和鮮香菇、筍均切片，全部放入滾水氽燙，撈起、瀝乾備用。

3. 鍋中倒油燒熱，放入板豆腐略煎，加入其他食材及醬油、糖、米酒，以小火乾燒入味，起鍋前灑上香油即可。

家常豆腐煲 豆腐是很清淡的食材，鼓勵大家盡量自己在家煮最好，因為外食的家常豆腐其實都不家常，大多都會經過油炸的前處理。而豆腐是很容易吸油的食材，這些烹調所用的油脂對胃部會造成不良影響。前陣子因疫情關係，臨床上碰到患者減少外食、在家開伙後，胃食道逆流狀況便很少發生，可見飲食少油是很重要的！

芳療
好心情護胃指南

胃堵堵、難消化，
用芳療打造腸胃防護罩

15

　　從平靜心靈、放鬆肌肉到提升情緒與改善睡眠，芳療正是這樣一種具有多元效用的強大工具。甚至，當消化系統感覺有點脹氣、消化不良時，適時運用某些精油都能有助它恢復平衡。

　　芳療是芳香療法（Aromatherapy）的簡稱，利用從植物的花、樹皮、莖、葉、根、果實和其他部分萃取而出的精油做為介質，透過局部塗抹、薰香、按摩或沐浴等方式經由皮膚滲透至人體中。如埃及、中國和印度等許多古文明，將它當成一種普遍的替代療法至少已有 6000 年的歷史。

　　由烴、醇、醛、酯、醚、酮、氧化物、酚類和萜烯類等多種化合物組成的精油，從鼻子吸入後經由嗅覺神經傳遞至大腦，並連帶活化海馬迴、記憶認知及影響自律神經等，透過對身體形成一連串的反應而達到自我調節、輔助治療的作用。截至目前為止，有不少研究指出芳療可緩解噁心、頭痛、失眠、肌肉疼痛、呼吸系統、皮膚疾病、憂鬱、消化不

良等不適，對提升情緒、調整腸胃都有幫助。

　　在文章後面，我將會介紹一些有益穩定心情的「情緒芳療」精油和「腸胃芳療」精油種類，前者對因精神緊張、壓力大誘發的腸躁症或胃潰瘍等情緒性消化問題能發揮作用；後者則多以辛香料植物為主，可促進胃部或消化道的健康。

溫柔照護身心，感受植物的療癒力量

　　會特別在這本書的最後談到芳療，是因為我這幾年親身感受到它的好處，以及帶給人們的改變。

　　其實，過去只要聞到香水或「我誤以為是精油的精油」時，每每我都要止不住地打噴嚏，所以總是對帶有氣味的揮發性產品敬謝不敏。直到幾年前就讀師大研究所，從此才讓我和精油結下了不解之緣。當時，我和班上一位素有「芳療界教主」之稱的鄭雅文攜手合作一項兒童營養研究，過程中因為運用了多種香料，從雅文的分享中，我才認識到所謂「精油」應該是成分天然、味道聞起來也會是舒服耐聞的，因此引發了我對芳療的興趣。

　　後來我也將精油與原本的營養實務工作做結合，像是在腸胃保健的講座裡，除了教大家選擇正確的食物與養成飲食習慣達到改善之外，也會介紹幾支可運用在日常生活中、有益於消化系統的精油，讓大家在腸胃不舒服的當下就能透過按摩得到緩和，或是藉由泡製花草茶保健腸胃。有趣的是，參與講座者無論是小孩、成人或長輩，不但非常認真地

學習營養知識，每當我開始拿出各式精油分享芳療用法時，都能明顯看到他們嘴角上揚、備受療癒的表情，讓我更深切感受到芳療帶給人們的美好與魅力。

　　至於我自己，平時會把喜愛的精油滴在圍巾或衣服上當做香氛，辦公室也準備了擴香石、人造花等工具；偶爾感覺壓力比較大或情緒煩躁時，最常使用擴香機來提振心情；輕微鼻塞時則會在馬克杯中滴入薄荷精油和熱水，藉著嗅吸水蒸氣的過程讓自己感到舒服一點。而我的另一半之前因工作壓力大，常有睡不好的問題，在嘗試使用精油擴香機之後，也說他終於可以更放鬆的休息，睡眠品質因此獲得改善。

該如何安全使用精油幫助消化？

　　以胃食道逆流來說，柑橘類水果往往被列入不適合食用的清單，但如果是採取精油吸嗅的方式或許會有不錯的輔助效用。比方說檸檬因具有酸性特質，所以不建議患有胃灼熱或胃酸倒流的人飲用檸檬汁，而檸檬精油卻有抗菌、中和胃酸的性質，有助於提升消化與減輕胃灼熱、胃酸倒流的症狀。薄荷的使用也有異曲同工之妙，像是薄荷茶並不適合有胃食道逆流症狀的人，但是精油當中的薄荷醇和薄荷酮，卻能緩和腸躁症、胃潰瘍等症狀。另外，儘管有些人認為從植物萃取而來的精油可透過口服方式攝入，但我個人並不建議這麼做喔！

　　假如是將精油使用在身上，建議應先小範圍塗抹在手腕或手臂內側等部位，測試肌膚有無出現任何不良反應。大多數情況下，運用水蒸氣

擴香機、滾珠瓶，或是下列兩種簡易吸嗅法，就能達到日常保健預防、舒緩的效果。

簡易吸嗅法①：將 1 滴精油滴在掌心兩手搓勻，打開手心後覆住口鼻，進行深呼吸約 3 分鐘。

簡易吸嗅法②：準備約 45 度溫熱水倒入馬克杯約七分滿，滴入精油配方 1 至 3 滴，用兩手手掌將杯口覆蓋住，僅留拇指間的縫隙，口鼻靠近吸嗅慢慢深呼吸約 3 分鐘。注意此蒸氣吸嗅法不宜氣喘患者使用，以免刺激支氣管造成危險。

提醒大家購買時應選擇知名且具良好信譽的品牌、有清楚標示與相關認證的產品，切勿使用來路不明的分裝精油。而真正由植物萃取、未添加香精的精油，通常不會發出過於濃郁或強烈的氣味，應具有植物本身的味道，當使用於室內隨空氣蒸散，大約 2 至 4 小時味道應當會逐漸變淡；同時只要適量使用，聞久了也不應出現噁心、刺鼻、頭痛、頭暈等不適現象，不妨用自己的感官多聞多比較，找出最適合你的精油！

最後再次呼籲，芳療並不能做為疾病的主要治療方法，當有任何腸胃症狀已對生活造成困擾時，都應盡速就醫尋求專業醫師的診斷和治療，或者當使用精油也無助於緩解胃部不適症狀時，必須趕快諮詢你的主治醫師喔！

常見使用於情緒芳療的精油

精油	萃取部位	特性與使用注意事項	飲食應用
綠薄荷	全株含花	**療癒作用**：消炎止痛、抗感染、抗菌、強效鎮靜、收斂、驅風健胃、幫助消化 **注意事項**： 1. 孕期、嬰幼兒避免使用 2. 皮膚易過敏者仍須注意其致敏特性，宜低劑量使用	入菜 茶飲： 胃部脹氣不適可取少許綠薄荷葉（乾燥亦可）沖泡熱水加蓋悶 5 分鐘後，移除杯蓋並靜置冷卻，加入適量蜂蜜攪拌均勻即可 但胃酸過多時不建議「吃到」薄荷，可以使用其他薄荷精油芳療、不可食用
樟腦迷迭香	全株含花	**療癒作用**：提振精神、促進循環、維持人體代謝機制、止痛、抗痙攣、促進膽汁分泌、提升肝臟機能、改善腹脹腹痛與消化不良 **注意事項**： 1. 高血壓、癲癇患者忌用 2. 孕期、哺乳期、嬰幼兒避免使用	

甜馬鬱蘭	全株含花	**療癒作用**：抗感染、調節自主神經、消弭感染、幫助消化、促進腸道蠕動、減輕腸胃或子宮痙攣	
		注意事項：孕期、哺乳期、低血壓者宜小心使用	
廣藿香	全株蒸餾	**療癒作用**：幫助消化、促進組織細胞功能再生、消炎抗菌、抗憂慮抗焦慮、緩解壓力	茶飲
		特色：十分溫和，孕期也可以使用	
純正薰衣草	花、莖葉	**療癒作用**：鎮靜止痛、解痙攣、殺菌、抗病毒、抗憂鬱、緩解充血與腫脹，可舒緩絞痛、消化不良、胃腸脹氣、胃灼熱與噁心	茶飲
		注意事項：懷孕初期忌用	
快樂鼠尾草	花、葉	**療癒作用**：緩解壓力緊張、解痙攣、放鬆肌肉、助消化，針對便秘或腹瀉都能發揮健胃作用，在減緩腸絞痛（腸躁症）上具有功效	茶飲
		注意事項： 1. 孕期哺乳期及癲癇忌用 2. 使用前與使用後一小時都不可飲酒	

岩蘭草	乾燥根部	**療癒作用：**促進循環與淋巴代謝、活化免疫系統、有助抵抗外來壓力與疾病	
依蘭	花	**療癒作用：**抗憂鬱、抗菌、鎮靜、止痛抗痙攣、安撫情緒、提振副交感神經機能 **注意事項：**過度使用可能產生頭痛與反胃，也可能會對敏感肌膚形成刺激，所以不建議用在發炎肌膚及濕疹上	
桂花	花	**療癒作用：**止痛、安神鎮靜、釋壓調理、益脾健胃，舒緩消化不良、食慾不佳等胃腸不適	茶飲
大馬士革玫瑰（有機）	花	**療癒作用：**調整胃肝腎機能、促進膽汁分泌、解肝毒、溫和抗憂鬱、改善低潮與失眠 **注意事項：** 1. 懷孕初中期較不建議使用 2. 少數人使用可能會有皮膚過敏現象	茶飲，其他品種玫瑰亦可，需注意農藥檢驗的提供

羅馬洋甘菊	花	**療癒作用：**鎮痛、抗痙攣、鎮靜神經、健胃滋補，在消化系統上有助緩解絞痛、消化不良與脹氣反胃等症狀	茶飲，是不含咖啡因很好的代替品
		注意事項： 1. 懷孕初期應避免使用 2. 使用時宜低濃度，以免造成皮膚發炎或過敏 3. 嬰幼孩童也可使用，但應以低劑量為宜	
小花茉莉	花	**療癒作用：**鎮定、緩壓抗憂鬱、止痛、解痙攣，可安撫中樞神經、緩解抑鬱與壓力相關問題	茶飲
		注意事項： 1. 懷孕初中期忌用 2. 應低濃度使用，避免濃郁氣味使人噁心不適	
橙花	花	**療癒作用：**抗沮喪、平衡血壓、抗憂鬱緊張、緩解焦慮失眠與壓力	
		特色：溫和安全，孕期也可以使用	

義大利 永久花	花或含花 全株藥草	**療癒作用：**解痙攣、抗發炎、免疫調節、促進肝臟機能代謝、促進膽汁分泌以幫助消化 **注意事項：**孕產婦及嬰幼孩童應適量使用	
香桃木 （桃金孃）	葉	**療癒作用：**消炎、抗菌、解痙攣、理肝護胃、消脹氣、消除胃部感染不適現象	
月桂葉	葉	**療癒作用：**調節交感副交感神經、強效止痛、抗痙攣、殺菌、抗感染、緩解情緒 **注意事項：**皮膚敏感者應注意劑量	月桂葉入菜
檸檬 馬鞭草	葉子、 全株	**療癒作用：**消炎止痛、抗感染、強效鎮靜、促進消化、緩壓助眠、解毒、抗感染、利胃 **注意事項：**具光敏特性，使用時需低劑量並注意刺激性	以植物花草泡茶
茶樹	細枝葉	**療癒作用：**消炎殺菌、提振免疫機能、改善流行性感冒症狀 **注意事項：**長期使用容易導致水油缺乏，應避免	
苦橙葉	葉、嫩枝	**療癒作用：**解痙攣、消化保健、緩解消化不良與腸胃脹氣	

維吉尼亞雪松	碎木芯	**療癒作用**：抗憂鬱、抗沮喪、抗焦慮、安撫神經緊繃	
檀香	碎木芯	**療癒作用**：鎮靜神經、強化心臟，緩解失眠、焦慮、憂鬱、壓力	
乳香	樹酯	**療癒作用**：深呼吸調整、照護呼吸系統、增強免疫、集中注意力、安撫情緒、避免焦慮、安眠	
沒藥	樹酯	**療癒作用**：免疫保健、調節甲狀腺、保護肝臟、利胃腸、解毒殺菌、緩解腹瀉與痔瘡 **注意事項**： 1. 孕期、哺乳期忌用 2. 服用降血糖或抗凝血藥物時，應謹慎使用	
薄荷	全株含花	**療癒作用**：消炎殺菌、解痙攣、促進膽汁分泌、助消化、調理肝膽機能及消化機制，改善消化不良、脹氣、胃酸過多、腹瀉、便秘等症狀 **注意事項**： 1. 孕期、哺乳期、嬰幼兒避免使用 2. 使用於皮膚需小心，劑量過多可能致敏	不適合食用，但可用精油按摩腹部

註：運用以上芳香植物泡成茶飲，主要是取其香氣做為進入芳療世界的一個入門方式，所以不可做為飲水攝取的全部來源，至多只能做為每日所需水分來源的一半。

常用腸胃使用的香草、精油（也可用於情緒芳療）

精油	萃取部位	特性與使用注意事項	飲食應用
檸檬	果皮	**療癒作用：**強效殺菌、提振免疫、退燒、維持消化系統酸鹼性、調理消化系統、有助維持肝臟和胰臟機能，緩解胃酸過多、胃痛、潰瘍等症 **注意事項：** 1. 具光敏反應，對過敏性膚質易導致刺激或敏感反應 2. 使用時注意稀釋濃度，應以低劑量為宜；按摩時濃度建議不可超過 1%，用於沐浴泡澡時只需 1 到 2 滴即可，並與基質充分乳化	沖泡檸檬茶；飯後食用適量新鮮檸檬亦可
甜橙	果皮	**療癒作用：**健胃助消化、鎮靜抗憂鬱、緩解痙攣、安眠、溫和緩解胃腸不適症狀，對情緒失衡造成的腹瀉，以及脹氣、消化不良、食慾不佳都有幫助 **注意事項：**須注意有無光敏反應，雖然很溫和，但對於某些過敏性膚質的人而言，可能也會產生刺激或敏感反應	飯後食用適量新鮮甜橙

葡萄柚	果皮	**療癒作用**：利尿解毒、緩解肌肉僵硬疼痛、幫助消化、激發肝臟製造膽汁以分解脂肪、具肝臟解毒功能、抗憂鬱緩壓力、調節季節性情緒失調	飯後食用適量葡萄柚
		注意事項：使用後需避免陽光過度照射	
佛手柑	果皮	**療癒作用**：抗感染、尿道感染照護、緩解憂鬱焦慮、改善食慾、刺激膽汁分泌、驅除腸道寄生蟲	佛手柑茶
		注意事項： 1. 嚴重光敏反應（市售產品中有已去除感光反應之佛手柑腦，精油標示為 FCF，代表不具光敏性） 2. 欲改善佛手柑光敏致癌特性，最好將劑量控制在 2% 以下，對光線較無反應	
山雞椒（馬告）	果實	**療癒作用**：安撫鎮定、消炎殺菌、腸胃道保健、開胃、抗病毒、抗感染，調理消化機能如腸胃炎、消化不良、十二指腸潰瘍	山雞椒可煮雞湯
		注意事項：過量恐對皮膚造成刺激不適，使用時應注意劑量	

薑	根	**療癒作用**：健胃、養肝、助消化、止痛、止吐、具良好抗痙攣效果、驅脹氣、消弭腸胃不適與噁心感（包括懷孕害喜）	薑茶、薑片
		注意事項：需適量使用，過量恐引起皮膚過敏	
甜茴香	乾燥種子	**療癒作用**：健胃整腸、抗肌肉痙攣、提升免疫、驅風消脹，促進消化酶分泌、腸胃蠕動以及膽汁分泌	甜茴香茶、甜茴香炒蛋
		注意事項： 1. 嬰幼兒、孕婦、婦科疾病、癲癇者忌用 2. 具神經毒性，不宜長期或高劑量使用	
肉豆蔻	乾燥種子	**療癒作用**：滋補、醒腦、抗痙攣、健胃、抗感染、抗氧化、開胃、消炎、止瀉、助消化	入菜
		注意事項：不宜過量使用，有研究顯示內含之黃樟腦成分可能致癌	
芫荽（香菜）	磨碎種子	**療癒作用**：幫助消化、刺激食慾、健胃、抗感染、提神、調理思緒，緩解胃潰瘍、十二指腸潰瘍	入菜、煮湯
		注意事項：不可單次使用過量或使用過長時間	

黑胡椒	乾燥種子	**療癒作用：**溫暖辛辣的氣息有助促進機能活絡、止痛、活化肝臟機能、抗痙攣、驅風排氣、促進腸胃蠕動 **注意事項：** 1. 為強烈紅皮劑，恐導致肌膚發熱、發紅或敏感 2. 過量易造成肌膚刺激及腎臟受損 3. 須注意調配劑量，嬰幼兒、孕產婦、體虛者需更加注意	入菜
檸檬香茅	全株	**療癒作用：**抗菌、鎮痛、提振活力、可刺激副交感神經、有益消化系統，消除壓力、憂鬱與低潮情緒 **注意事項：** 1. 所含的檸檬醛對皮膚較具刺激性，使用於皮膚時需稀釋至低濃度，以免過敏 2. 敏感性肌膚宜小心慎用	檸檬香茅茶、入菜
丁香	花苞	**療癒作用：**強力抗菌、抗感染、提振身心、緩壓抗憂鬱、止痛、健胃整腸 **注意事項：** 1. 孕期忌用 2. 為免造成皮膚黏膜刺激，應低劑量使用	可入菜，例如滷肉

| 肉桂 | 樹皮 | **療癒作用**：抗菌、抗憂鬱、胃腸保健、止痛、促進循環、暖胃、有助消化機能代謝、增進腸胃蠕動、消除脹氣 | 肉桂茶、肉桂粉 |

注意事項：

1. 為強烈紅皮劑，過量易造成肌膚刺激及腎臟受損，必須注意劑量
2. 嬰幼兒、孕產婦、體虛者忌用

護胃聖經台灣版

必知低酸飲食訣竅 × 176 道在地食譜，
營養師李婉萍告訴你如何用 4 週食療護胃

作者	李婉萍
採訪整理	鄭碧君
商周集團執行長	郭奕伶
視覺顧問	陳栩椿

商業周刊出版部

總編輯	余幸娟
責任編輯	黃郡怡
攝影	王辰志
插圖	蕭又禎
封面設計	走路花工作室
內文排版	洪玉玲
出版發行	城邦文化事業股份有限公司 商業周刊
地址	104 台北市中山區民生東路二段 141 號 4 樓
	電話：(02)2505-6789　傳真：(02)2503-6399
讀者服務專線	(02)2510-8888
商周集團網站服務信箱	mailbox@bwnet.com.tw
劃撥帳號	50003033
戶名	英屬蓋曼群島商家庭傳媒股份有限公司城邦分公司
網站	www.businessweekly.com.tw
香港發行所	城邦（香港）出版集團有限公司
	香港灣仔駱克道 193 號東超商業中心 1 樓
	電話：(852) 2508-6231　傳真：(852) 2578-9337
	E-mail：hkcite@biznetvigator.com
製版印刷	中原造像股份有限公司
總經銷	聯合發行股份有限公司 電話：(02) 2917-8022
初版 1 刷	2021 年 9 月
初版 4.5 刷	2022 年 6 月
定價	420 元
ISBN	978-986-5519-68-1（平裝）

國家圖書館出版品預行編目 (CIP) 資料

護胃聖經台灣版：必知低酸飲食訣竅 × 176 道在地食譜，
營養師李婉萍告訴你如何用 4 週食療護胃 / 李婉萍著 . -- 初版 .
-- 臺北市：城邦文化事業股份有限公司 商業周刊 , 2021.09
256 面 ; 17*22 公分

ISBN 978-986-5519-68-1(平裝)

1. 胃疾病　2. 保健常識　3. 食療

415.52　　　　　　　　　　　　　　　　　110013602

生命樹

Health is the greatest gift, contentment the greatest wealth.
~Gautama Buddha

健康是最大的利益，知足是最好的財富。 ——佛陀